神経心理学と
脳賦活化実験

医療関係者
のための
脳機能研究
入門

佐藤正之
Masayuki Satoh
田部井賢一
Ken-ichi Tabei
編著

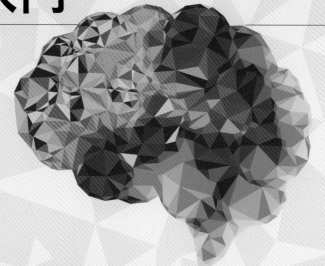

Introduction to
Brain Function
Research for
Medical Personnel

北大路書房

カラー口絵

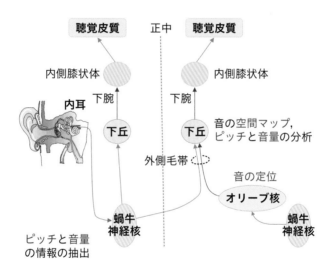

🔼 図2-5　聴覚情報の流れ

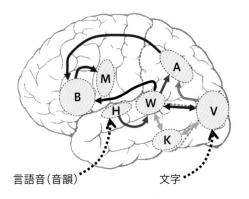

言語音（音韻）　　　　　文字

↑ 図3-7　読み書きの脳内機構の模式図

    A：角回　B：ブローカ野
    H：ヘシュル回（聴覚野）　K：漢字の読み書き
    M：運動野　V：視覚野　W：ウェルニッケ野
    （黒矢印は弓状束）

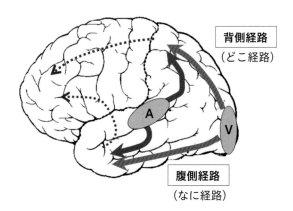

背側経路
（どこ経路）

腹側経路
（なに経路）

↑ 図3-13　視覚と聴覚認知における2つの経路

    A：1次聴覚野　V：1次視覚野
    橙色と緑色はそれぞれ，視覚と聴覚の2つの
    認知経路を表す。

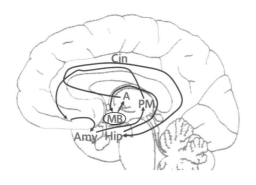

⬆図3-18　記憶の脳内メカニズム：パペツ
回路とヤコブレフ回路

　赤：パペツ回路　青：ヤコブレフ回路
　A：視床前核　Amy：扁桃体　Cin：帯状回
　Hip：海馬　MB：乳頭体　PM：視床背内側核

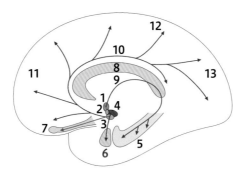

⬆図3-19　前脳基底部からのアセチルコリン線維の投射

【前脳基底部】
1：内側中隔核　2, 3：ブローカ対角帯
4：マイネルト基底核　5：海馬　6：扁桃体
7：嗅神経　8：脳梁　9：脳弓　10：帯状回
11：前頭葉　12：頭頂葉　13：後頭葉

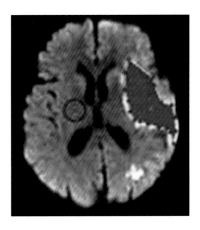

↑図7-8 関心領域の体積評価による定量評価の例

(http://plaza.umin.ac.jp/~ctp/pmaPage.html より)

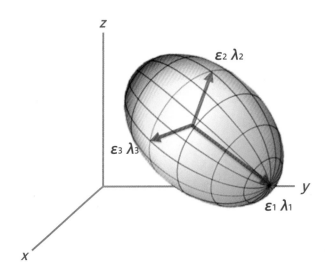

↑図7-12 MR装置の座標系X, Y, Zに対応した3つの固有値（eigenvalue）と各固有値に対応する各方向の3つの固有ベクトル（eigenvector）のための6軸

(http://mriquestions.com/dti-tensor-imaging.htmlより)

a b

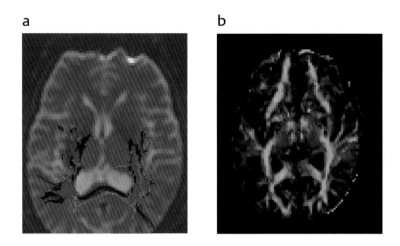

↑図7-13　a：ADC マップ　b：FA マップ

赤：X軸（左右）　　緑：Y軸（前後）　　青：Z軸（上下）
(b：Satoh, Kato, Tabei et al., 2016)

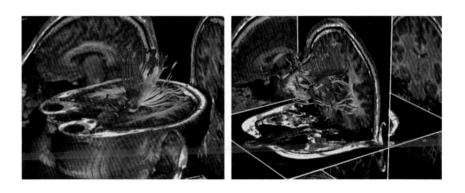

↑図7-14　神経線維束の走行

(https://www.med.nagoya-u.ac.jp/noutokokoro/machineを改変)

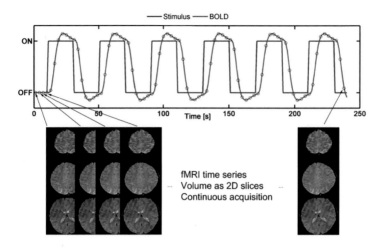

�↑図7-16　信号の変化

同じ様式の測定を数分から数十分続けて行い，その間，任意の時間に
参加者に脳活動を促す課題を与え，その脳活動によって引き起こされ
る信号の変化から画像化する。
(https://www.intechopen.com/books/advanced-brain-neuroimag
ing-topics-in-health-and-disease-methods-and-applications/phase-
variations-in-fmri-time-series-analysis-friend-or-foe-)

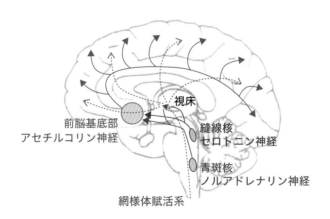

↑図8-2　覚醒の神経機構

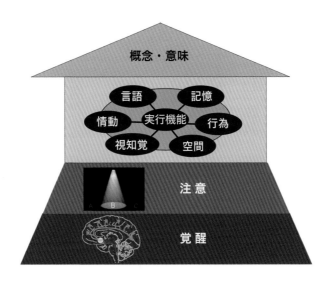

⬆図8-4　認知機能の枠組み

下位検査名	得点	
	MIT前	MIT後
Ⅰ. 自発話	12	16
Ⅱ. 話し言葉の理解	7.95	8.85
Ⅲ. 復唱	7.6	8.4
Ⅳ. 呼称	3.7	5
Ⅴ. 読み	7.6	7.5
Ⅵ. 書字	3.9	3.65
失語指数（AQ）	62.5	76.5

⬆図9-2　MIT施行前後でのWAB失語症検査の結果（Tabei, Satoh, Nakano et al., 2016を改変）

　青：施行前　赤：施行後
　注1：得点は，各下位検査の合計点を10で割ったものである（ただし，「Ⅱ. 話し言葉の理解」
　　は20で割る）。
　注2：AQの算出は下の式による。
　　AQ＝（Ⅰ＋Ⅱ＋Ⅲ＋Ⅳ）× 2

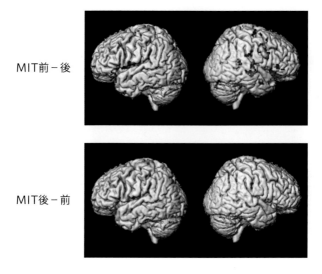

MIT前－後

MIT後－前

⬆図9-4　MIT施行前後の脳血流（Tabei, Satoh, Nakano et al., 2016）

　MIT施行前後で，呼称課題時の脳血流をfMRIで測定し，SPM8を用いて引き算した。脳血流は訓練後に減少している。これは，脳資源の活用効率がアップしたためと解釈される。

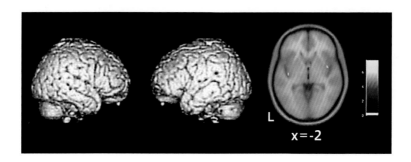

⬆図9-6　MFP課題と灰白質容積の間に有意な正の相関が見られた脳領域
（Abe, Tabei, Satoh et al., 2018）

　両側島，両側側頭極，左下前頭回，右嗅内皮質，右小脳が提示されている。

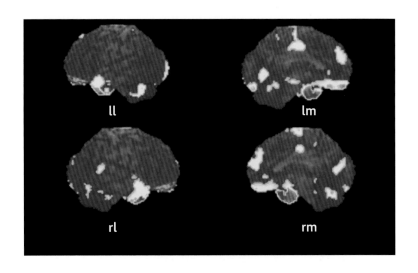

↑図9-9　PET による和音認知の脳賦活化実験 (Satoh, 2003)

　ll: 左半球外側面　　lm: 同内側面　　rl: 右半球外側面　　rm: 同内側面

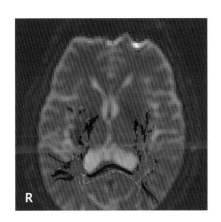
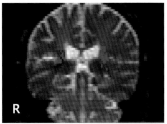

↑図9-11　実例3のトラクトグラフィ

　R：右
　(DTI Studio)

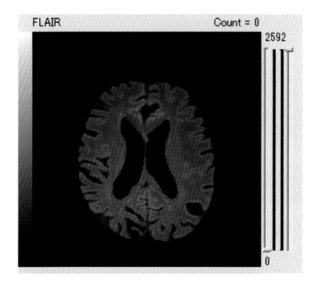

⬆図10-3　FUSION による白質病変の検出（Tabei et al., 2017）

ソフトでは，脳室周囲病変と深部白質病変とは自動的に判別される。

はじめに

　21 世紀を「脳の世紀」と言うようになって久しい。その言葉に違わず，医学をはじめとする科学だけでなく，哲学などの人文系の学問でも脳科学の所見抜きには語れなくなっている。一般人においても状況は同じで，『脳から見た○○』『困難に打ち勝つ脳○力！』といった類の本が巷に溢れている。その中には，一流の研究者が科学的事実に基づいて書いた啓発書もあれば，単なる人生訓か著者の意見としか思えないものを「脳科学」の衣をまとわせて，さも確かなことのように見せているものもある。「水に美しい言葉を話しかけると水分子の配列が整然とし，汚い言葉だと雑然とする」という一昔前に話題となった事柄を覚えている人も多いであろう。つまり，脳科学は似非科学に利用されやすい。しかも往々にして，悪意の有無は問わず，ビジネスにも利用されやすい。○○の効果は脳科学が示している，と書くと一般人に大きくアピールできる。その場合，しばしば用いられるのが，脳が光っている画像つまり脳賦活化実験の結果を示した画像である。「○○をしていると脳がこんなに光った。だから○○は脳によい」と光る画像とともに示されると，読者は無条件に効果を信じる。しかもこれは一般人に限った話ではない。医療従事者，時には脳に関連する領域の人が，同じ間違いを犯す。

　私が脳賦活化実験に携わるようになって 20 年になる。最初は PET，次に fMRI，近年は NIRS を用いた実験を行っている。これまでに「○○の脳賦活化実験をしてほしい」という依頼を何度となく受けた。しかし，そのほとんどは漠然と○○をしているときの光っている脳の画像があるとよいな，というものであった。科学的に意味のある実験を行うためには，脳内認知機構と脳賦活化実験について最低限の知識をもってもらわなければならな

い。どんな検査も，それが示せるものと示せないものがある。これらを知っ
てもらうための書物を依頼主に紹介しようと探してみたが，専門書として
初学者には難しすぎるか，一般人向けの大雑把すぎるものしか見当たらな
かった。脳賦活化実験をこれからやろうという人が知っておくべき脳機能
と画像についてまとめた成書があるとよいのではないか──それが本書の
執筆の動機である。医療現場で仕事をする人が，症例の特徴的な症状に気
づき，その脳内機序を探るために脳賦活化実験を行おうというときに最初
に読むとよい本，を目指した。想定した読者は，若手医師，看護師・療法
士・技師などのコメディカル，心理系学部の大学院生や若手研究者である。
本書が脳賦活化実験の適切な運用の近道となれば幸いである。

編者を代表して　佐藤正之

第 1 章

研究のバックグラウンド

第1節　エビデンスとは？

　evidence を英和辞典で引くと「証拠，証明，明白，形跡」とされている（研究社編『現代英和辞典』）。本邦でも訳を使わずあえて「エビデンス」と片仮名表記を用いているのは evidence が，「明白に証明された証拠で，他の人も後で形跡を追えるもの」を表しているからである。追試が可能，言い換えれば客観性と普遍性をもつ証拠ということである。つまり evidence という言葉には，科学的に証明された事実という概念が付加されている。

　evidence-based medicine（EBM）とは何か？　中川（2002）によると EBM とは，「あやふやな経験や直感に頼らず，科学的証拠に基づいて最適な医療・治療を選択し実践するための方法論」であり，より具体的に言うと「患者の診断・予後・治療などに関するデータを，疫学的・生物統計学的手法で解析し，個々の患者に最も適切な臨床判断を下す方法論・学問である臨床疫学を臨床問題解決のために再構成した概念」を意味する。EBM は様々な問題と限界を有しているが，少なくとも現時点では医学・医療の諸問題に対する最良のアプローチ法とされ，医学と医療を貫くバックボーンとなっている。ではエビデンスによらない医学はあるのか？　以前はあった。経験や直感，常識あるいは権威者の意見が治療選択を左右していた時代が過去にはあった。しかし，それらが織りなす落とし穴を明示し，エビデンスの重要性を世界中の医師・医学者に認識させ，EBM への扉を開いたのが **CAST** という臨床研究である。

　CAST（cardiac arrhythmia suppression trial）は，心筋梗塞後の不整脈に対する抗不整脈薬の効果を調べた研究である（Ruskin, 1989）。無症候ながらも心電図上で6連拍以上の非持続性の心室頻拍を来す心筋梗塞慢性期の被験者に対し，心室性期外収縮への抑制作用をもつ Ic 群抗不整脈薬を投与した。対称群はプラセボとし，長期予後すなわち生存率を評価対象とした。言うまでもなく不整脈は心臓にとって異常な状態であり，それを治療する薬剤を投与することは常識的に見てまったく理に適っている。事実，世界中

の医者がそのような処方を行い，誰もその正当性を疑う者はいなかった。CAST の予想は「抗不整脈を投与された群は，プラセボ群に比し，長期生存率が高い」，つまり抗不整脈薬により心筋梗塞後の患者の予後が改善する，というものであった。結果はどうなったか？　予想と正反対，すなわち抗不整脈薬を投与された群の方が，プラセボ群よりも生存率が低い，つまりは死亡率が高かった（図 1-1）。しかも両群の差が大きいため，研究の続行は被験者の不利益が大きいとして，当初の予定を早め 2 年足らずで打ち切られた。

　CAST は世界中の医師・医学者・科学者に，非常なショックを与えた。常識に照らし合わせて何も問題がない，事実世界中で行われてきた処方が実は，患者にメリットどころか死亡リスクを増大していたことが明らかになったからである。言い換えると「常識」や「経験」といったものが，いかに信用のできない，いい加減なものであるかが，白日のもとにさらされた。CAST を契機に，これまで当たり前と思われ行われてきた治療についても，もう一度科学的に評価してみよう，そして科学的に確かな事実（エビデンス）を 1 つずつ積み上げていこう，という流れが生まれた。それが

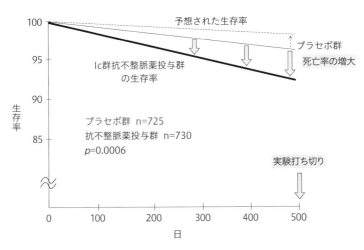

●図1-1　CASTの結果の模式図

第 1 節　エビデンスとは？

3

EBM である。

　EBM の確立には，エビデンスの積み重ねが必要となる。ある研究がエビデンスと見なされるためには，専門家による査読を経た論文として国際誌に公表されていること（公知となっていること）が最低条件である。しかし，一度や二度その内容が英文誌に掲載されたからといって，エビデンスとして確立したことにはならない。ある研究によると，100 件のシステマティック・レビューのうち，23 件が 2 年以内に覆され，そのうち 7 件は出版時点ですでに覆されていたという（Shojania, Samson, Ansari et al., 2007）。システマティック・レビューとは，単なる過去の報告の羅列とは異なり，それぞれの報告の質的評価と統計解析を行うもので，最も強力なエビデンスを提供する研究方法の 1 つとされている。そのシステマティック・レビューをもってしても約 4 分の 1 の結果が数年以内に覆される事実を前にすると，エビデンスの確立がいかに長くて遠い道であるかがわかる。現在行われている医療行為でエビデンスが確立しているのは約 20％にすぎない。言い換えると 80％はエビデンスが未だ存在していない。また，エビデンスが確立している医療行為についても，それをそのまま適用できる患者は全体の60％から 80％と言われている。実際の治療の選択には，患者の希望や経済状況，家族や医師の考えなど，様々な要因が関わってくるからである。しかしエビデンスを探求する姿勢が最大限尊重されなければならないことに変わりない。エビデンスを顧みない行為は，現在の医療現場で理解を得ることはできない。

第 2 節　仮説の立て方

　研究にせよ症例の観察にせよ，これまでにわかっているエビデンスを元に仮説を立て，それを調べていく。その結果，仮説が立証されることも，否定されることもある。前者の場合，立証された仮説は新たなエビデンスとなり，さらにそれに基づいて次の仮説が立てられる。後者の場合は，その仮説が誤りであったことに基づいて異なる仮説を新たに立てる。この繰り

返しによりエビデンスは少しずつ広がっていく。それを広げていくのが,研究という営みである（図1-2）。

　もしある研究者がエビデンスをわかっていなければどうなるか？　事実と仮説との境界がはっきりしないということは,明らかにすべき目標・仮説がはっきりしない,言い換えると何がエビデンスで何が仮説なのかがはっきりしていないということである（図1-3）。エビデンスと仮説との境

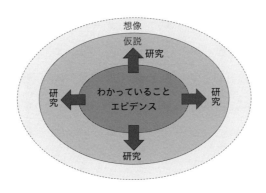

↟図1-2　エビデンスと仮説
研究とはエビデンスの範囲を外へ広げていく営みである。

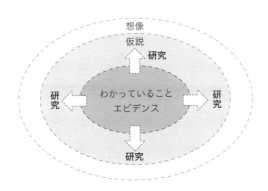

↟図1-3　エビデンスの理解
エビデンスの理解がなければ,それを広げる研究は成立しない。

第2節　仮説の立て方

5

界が曖昧になった研究は，何に基づいて何を明らかにしたのか・しようと
したのかが不明瞭となる。つまり，科学的に確かな事実を積み上げていく
ことができない。先人たちの過去の研究成果を正しく理解することは，未
来に向けてエビデンスを積み上げていくための礎である。

　では，適切な仮説とは何か？　エビデンスに立脚していれば，どんな仮
説でも自由に設定することができるのか？　そうではない。仮説にも意味
のある仮説と無意味な仮説がある（図1-4）。これまでに明らかになってい
るエビデンスに基づき思考を１段階広げた仮説は意味のある適切な仮説で
ある。しかしさらにもう１段類推を重ねるならば，それは砂上の楼閣であ
り無意味な推論となる。エビデンスに立脚してピラミッドを１段ずつ上
がっていくのが，科学的な研究と言える。科学，なかでも医学において必
要なのは，「話としては面白いが，本当かどうかわからない仮説」ではなく
「面白くも新味もないが，100％確実な事実」である。教科書の１行を加え
るために膨大な時間と労力が費やされる，それがエビデンスをつくる営み
である。

　研究に必要なものをまとめると次のようになる。①エビデンス，すなわ
ちこれまでにわかっていることについての知識，②意味のある仮説の設定，

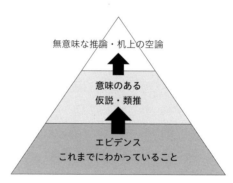

●図1-4　科学的思考における論理的妥当性
エビデンスから1段上がった仮説は意味がある
が，さらにもう1段積み重ねた仮説は砂上の楼閣
であり無意味。

③これまでにわかっていることから見て適切な介入方法の設定，④同じく適切な評価方法の採用。次に，EBM に基づいた研究の立案・設計について解説する。

第3節　EBM の 4 段階

EBM に則った研究を行うためには，次の 4 つのステップ（図 1-5 参照）を踏むとよい。

Step 1：疑問点の抽出，Step 2：信頼性の高い文献の検索，Step 3：検索して得られた情報の批判的吟味，Step 4：患者への適用，さらに Step 5 として「事後評価」を加えることもある。以下，それぞれの Step について解説する。

Step1：疑問点の抽出

PICO
- P：problem, patient
- I：intervention
- C：comparison
- O：outcome

Step2：信頼性の高い文献の検索
- 1次データベース：PubMed, Medline
- 2次　　〃　　：Cochrane Library

Step3：検索して得られた情報の批判的吟味
- 診断：診断基準，特徴的症候
- 評価：検査法，バッテリー
- 治療：ガイドライン
- 結果：エンドポイント

Step4：患者への適用

Step5：事後評価
- 学会報告
- 論文発表

❶図1-5　EBMの4段階

1. Step 1：疑問点の抽出

　疑問点には，治療法，予後，病因，予防，頻度，危険因子，診断，副作用などがある。それらは英語の頭文字をとって **PICO** とまとめられる。P は patient あるいは problem で患者や課題，I は intervention すなわち介入方法，C は comparison つまり比較，O は outcome 転帰である。この研究で何を調べたいのか，この患者において観察しようとしていることは何かを決める。

2. Step 2：信頼性の高い結果を示す文献の検索

　これまでに明らかになったエビデンスを探る作業である。文献には 1 次データベースと 2 次データベースがある。1 次データベースとは個々の論文を指し，1 つひとつの研究・症例報告のことである。医学で一般に用いられているのは，国際誌では PubMed や MEDLINE，邦文誌では「医学中央雑誌」である。残念ながら質の高い最新の研究は国際誌に掲載されることが多く，日本語文献だけではカバーしきれない。英語の原著を読むことが必須である。「英語が苦手だから読め（読ま）なかった」は，研究を行う者にとって言い訳にならない。科学論文の構文は単純で，中学英語レベルである。専門用語すなわちテクニカルタームさえ覚えてしまえば，意味を把握するのにそれほど苦労はしない。また，英文誌でも個々の雑誌によりレベルは様々である。きちんとした研究を行うためには，医学の分野で評価の定まっている雑誌に掲載された文献を選ばなければならない。言い換えると，医学的に評価の低い雑誌の結果に基づいてなされた実験は，スタート地点から拠って立つ基盤が脆弱となってしまう。

　2 次データベースとは，1 次データベースに対し，次で述べる Step 3 の批判的吟味がすでに行われた論文のみをデータベース化したものである。ここに掲載されている情報は「信頼できるもの」として次の Step 3 を省略して Step 4 に進むことができる。Cochrane Library や Up to Date がそれにあたる。Cochrane Library は，ランダム化比較試験（randomized controlled study: RCT）に特化したデータベースで，そこに掲載された事項はその時点での

最も強いエビデンスとなる。しかし医療行為のうちエビデンスが明確なものは約20%にすぎない。Up to Date は，エビデンスのない事項について，「とりあえず現在の知見」を掲載している。現時点で最も確からしい見解が呈示されているが，エビデンス足り得るためにはさらなる研究が必要である。

3. Step 3：検索して得られた情報の批判的吟味

Step 2 で検索した先行研究の内容に批判的吟味を加え，それらの対象・方法・結果が自分のケースに適用可能かを判断する。ここで大切なのは「批判的吟味」であり，書かれたことを鵜呑みにしないということである。一流の国際誌に掲載された論文は続く研究の基盤であり最大限尊重されるべきものであるが，万能ではないことを心に留めておく必要がある。

批判的吟味の際に着目すべき点は，次の3つである。まず，先行研究の方法の妥当性。研究デザインや患者群・対象群の設定，用いた診断基準や評価方法の妥当性，さらには効果の判定基準などについて検討する。2番目に，先行研究の結果の妥当性・再現性。導き出された結果がこれまでのエビデンスと整合性がとれているか，追試可能であるかについて見る。最後に，先行研究の適用可能性。方法と結果が優れていても実際の医療現場で適用できないものならば意味がない。先行研究で用いられた方法が，自分が対象とする患者に適用可能であるか，診断や症候，あるいは合併症の有無などについて検討する。

Step 3 での批判的吟味で必要とされる医学的知識には，次のものがあげられる。

①診断：診断基準，特徴的症候

何の疾患の患者を対象としたのかを明確化するためには，その疾患で最も信頼性の高い診断基準を用いる必要がある。疾患によっては診断基準がいくつも存在するものもある。その場合は，先行研究で最もよく用いられている診断基準を選ぶとよい。疾患や障害における特徴的な症候をわかっていないと，患者像をイメージできない。言い換えると，患者

がどのような症状に悩まされているのかを把握できない。その研究が，何という疾患の患者のどういう症状をターゲットに企図されたものであるかを，正確に理解する必要がある。

②評価：検査法，バッテリー

　先行研究で用いられている検査法，バッテリーの内容，特徴について知る必要がある。検査名だけにとらわれてはいけない。その検査の題材が何で，どのように行われ，どういう脳内過程を反映したものであるのか，あるいは反映していると想定されているのかを理解している必要がある。「〇〇検査」と銘打っていても，限定された状況以外では〇〇の機能を反映していると言えないこともある。例えば，前頭葉機能検査として考案された frontal assessment battery（FAB）は，前頭葉機能を選択的に反映した検査というより，認知機能全般を反映するという意見もある（佐藤，2012）。

　同じものを測定する検査でもいろいろある。それらの中で，最も信頼性の高い検査，最も世界で多く用いられているのはどれかを知っている必要がある。言うまでもなく，客観性の高いバッテリーを用いた研究は，より信頼性が高い。

③治療：ガイドライン

　疾患の標準的な治療法，訓練法について知っていなければならない。それらと比べて，先行研究で用いられた治療法にどういう特徴があるのか，どういう点を改善したのか，改善によりどういう変化を期待したものなのかを把握する。近年では多くの疾患について「治療ガイドライン」が策定されている。ガイドラインは必ずしもすべての患者に自動的に適用されるものではないが，それと異なる方法を選択する場合には，第三者を納得させるだけの十分な論理的妥当性が用意されていなければならない。また，治療による副作用についても知識が必要である。用いられている方法が，一般的な方法に比し副作用が多いか少ないかは，妥当性の判断の大きな基準となる。

④結果：エンドポイント

治療や介入による変化について,「有効」とする判断基準のことである。血液データのように，正常値があらかじめ決まっているものは比較的容易であるが，認知機能，日常生活動作（ADL: activity of daily life）などについて，どのような設定が可能か，知っている必要がある。何を改善させたいかによって，何をもって有効とするかの基準はおのずから変わってくる。

4. Step 4：患者への適用

Step 2, 3 で得られた情報，その現場の環境と状況，施療者の技量と経験，患者の希望のすべてを勘案して，実際の患者への適用の有無・方法などが決定される。それには施設のマンパワー（技師の有無），予算，地理的条件（都会か僻地か），患者の家庭環境（介護者はいるか）なども関係する。当然だが，目的と予想される効果，起こり得る副作用について十分なインフォームド・コンセントを行い，責任の所在を明確にしなければならない。

5. Step 5：事後評価

通常は Step 4 までだが，さらに Step 5 を加えることもある。Step 1 ～ 4 を反芻して今後の改善に活かすとともに，学会報告さらには論文化により公共の知的財産とする。個人の経験知を万人の知に昇華させる過程とも言える。学会発表だとその場に居合わせた人だけしか結果を共有することができない。よって論文化が極めて重要である。

第4節　実験パラダイムの組み立て方

Step 4 で患者に適用する際には，効果を客観的に評価できるような実験パラダイムの設定が重要である（図 1-6）。多数例を対象とする場合には,被験者をランダムに介入群とコントロール群に分け，介入期間の前後での検査結果を比較する。医学では一般に，1 つの群に必要な被験者数は 30 例以上とされている。介入群に治療や訓練などの何らかの介入を行うのと同時

コントロール群を置いた場合

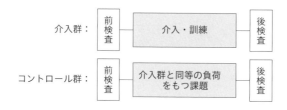

経過観察により判定する場合

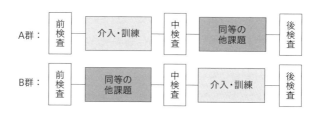

⬆ **図1-6　有効性の評価のための実験パラダイムの組み方**

に，コントロール群に対してはそれらと同等の負荷をもつ課題，可能なら
ば過去に有効性が確立あるいは報告されている課題を同じ期間行うことが
望ましい。それにより，用いた手法に特異的な効果を明らかにすることが
できる。

　疾患あるいは倫理的な理由により，コントロール群の設定が不可能な場
合がある。そのようなときには，被験者を2群に分け，介入と他の課題の
施行が逆になるように設定する。もし，用いた手法に特異的な効果がある
ならば，A群は中検査では前検査に比し有意に有効であるのに対し，後検
査は中検査に比し横ばいもしくは低下する。B群では反対に，前検査と中
検査間では変化がないにもかかわらず，後検査では中検査に比べて有意な
改善が見られるはずである。この方法は，前述のコントロール群を設定し
たものに比べると厳格さは劣るが，それでもエビデンスの一端を示すこと
ができる。

どちらの方法においても，介入と評価において留意すべき点は以下の通りである。まず，介入期間中は結果に影響を及ぼし得る薬剤の新たな使用や，治療・訓練法の変更は控える。被験者の症状の変化や副作用によりやむを得ず行った場合は，その被験者は脱落として扱い，結果の評価から外す。2つ目に，介入期間中に発生した，介入とは無関係と思われる事象についても報告の際には記載し，無関係と判断した理由を述べる。3つ目に，結果の評価の際には必ず統計解析を行う。つまり，統計解析を行えるような評価法を最初から設定する必要がある。定性的評価は，定量的評価と組み合わさったときに大きな力を発揮する。4つ目に，評価には可能な限り標準化され，評価の定まった検査を用いる。言い換えると自作の検査は避ける。もし本当にこれまでまったく評価されたことがなく先行研究でもまったく取り上げられたことのない症状を調べるために検査を自作せざるを得ない場合には（といっても本当にそうであることは稀で，実際には検索が不十分なだけのことが多い），まず作成した検査の正当性を評価しなければならない。

▶ 第1章のまとめ ◀

　ヒトの脳は，まだまだわからないことだらけである。わかっていなければ，科学的な姿勢を取らなくてよいのか？ まったくもって自由なアプローチと解釈を行ってよいのか？ 答えは「ノー」である。現在はわからないからといって科学的アプローチをしなくてよいということにはならない。むしろ，わかっていないからこそ，科学的アプローチにより1つずつエビデンスを積み上げていく必要がある。ヒトの心の動き，認知機能の変化に対し，われわれが手にしている検査，評価法はどれも不十分である。ミリ単位の動きを，センチ単位の物差しで測ろうとしているようなまどろっこしさがある。したがって，どれだけ客観的検査を駆使しても，効果を有意差でもって示せないことも多い。そのときには定性的記述が力を発揮する。「ここまで客観的評価を試みた。データ上は数値でもって有意な変化を

示すことはできなかった。しかし，被験者自身の内観や周りの人の観察により，次のような効果が示唆された」という内容は，現時点ではエビデンスになっていないがそれに繋がる道を報告者が歩んでいることを示す。1つひとつの取り組みの歩みは遅々として一見進んでいないように見えるが，やがてそれは大きな流れとなり，誰もが疑うことのないエビデンスの大海へと連なるであろう。この本がそのための一助となれば幸いである。

第 2 章

認知機能の基本的な枠組み

　認知機能を理解するために，知っておくべき基本的な考え方がいくつか
ある。いずれも脳科学だけでなく，現代科学全体を貫く基本原理となって
いる。

第1節　デカルトの分割の規則

　近代以降の西洋科学を貫く考え方が，17世紀にフランスの哲学者デカル
ト（Descartes, R.　1596 〜 1650：図2-1）が提案した**分割の規則**である（図
2-2）。ある対象を理解するためには，まず構成する個々の要素に細分化す
る。次に細分化された各々の要素について詳細に調べる。そしてそれらを
再統合すれば，おのずから全体が見えてくる，という考えである。例とし
て知能指数（intelligence quotient: IQ）がある。IQは，ウェクスラー成人知
能検査により算出される。同検査は，記憶や計算，語彙力，図形処理など
の下位検査からなる。それぞれの検査にはあらかじめ基準値が定められて
いる。被験者は各検査を行い，結果が基準値と比べてどれくらい高いか低

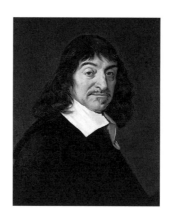

↑図2-1　デカルト R.　1596–1650[*1]

フランスの哲学者，数学者。それまで神学を中心に捉えられてき
た真理を，人間の理性から探求することを主張した。その思考は
哲学だけでなく，現代科学の基礎になっている。

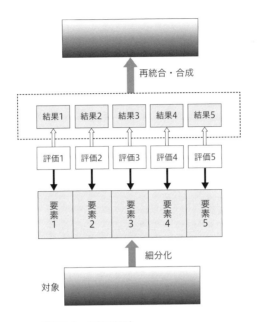

◆図2-2 分割の規則

全体は部分の総和で成り立っているとする考え方。

いかが産出される。最終的にそれらをすべて足し合わせたものが IQ である。ここでは知能を，様々な下位項目の総和として捉えており，いわば1＋1は常に2である。また，臓器別診療も例の1つにあげられよう。ある人の健康状態を把握するために，まずはヒトを構成する臓器や器官に分ける。それぞれの臓器・器官について異常の有無を調べ，後にそれを合わせればその人の健康状態の全体像が見えてくる。さらに，分子→原子→電子・陽子・中性子→素粒子という物質を構成する最小単位の探求なども分割の規則に基づいて発展してきたと言える。このように分割の規則は，医学を含む現代の科学の礎となった考え方である。

第2節　認知ピラミッド

　分割の規則は，部分処理の積み重ねにより全体を把握する，というものである。ヒトの認知機能ではそれは，知覚→認知→概念という脳内での情報の流れの考え方に反映されている。われわれは五感を通して刺激を知覚し，それを認知し，最終的には概念の形成に至るという考え方である。この過程を認知ピラミッドと呼ぶ（図 2-3）。対象がそれを構成する個々の要素ごとに処理され積み上げられていくというボトムアップ的な過程で，分割の規則と表裏一体をなす。五感の中で，脳内処理過程が最もよく解明されているのが視覚である（図 2-4）。視覚刺激は眼球の網膜でまず受容される。その情報は外側膝状体を経て後頭葉のブロードマン 17 野（V1）に入力される。ここでは，個々の神経細胞は傾きや色，長さ，運動方向などの特徴について選択的に反応する機能円柱（functional column）を形成している。V2 では立体視，色覚，形態視がそれぞれの部位でなされ，空間情報は V3 を経て V5 で運動視，立体視が成立したのちに下頭頂小葉，色の情報は V4 を経て下側頭皮質に到達する。前者は頭頂視覚路，もしくは，どこ経路（where 経路），後者は側頭視覚路，もしくは，なに経路（what 経路）と呼ばれ，それぞれ運動視と形態視にはたらく。これらの情報は他の連合野からの情報と統合され，前頭葉の関与のもと最終的に概念が形成される。このように視覚刺激については，刺激の構成成分ごとにそれらを処理する脳

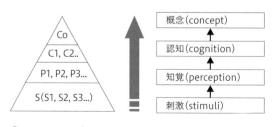

🔼 図 2-3　認知ピラミッド

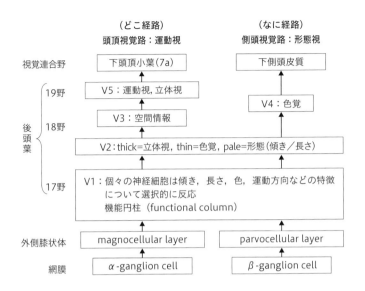

（どこ経路）
頭頂視覚路：運動視

（なに経路）
側頭視覚路：形態視

| 視覚連合野 | 下頭頂小葉(7a) | 下側頭皮質 |

19野	V5：運動視, 立体視	
		V4：色覚
18野	V3：空間情報	
17野	V2：thick=立体視, thin=色覚, pale=形態（傾き／長さ）	
	V1：個々の神経細胞は傾き，長さ，色，運動方向などの特徴について選択的に反応 機能円柱（functional column）	

後頭葉

| 外側膝状体 | magnocellular layer | parvocellular layer |

| 網膜 | α-ganglion cell | β-ganglion cell |

○ 図 2-4　視覚情報の流れ

部位が同定されており，処理段階が進むにつれて脳内過程も知覚から認知
へと進んでいく。

　聴覚も，伝導路が進むにしたがって情報処理が進んでいく（図 2-5：カ
ラー口絵参照）。鼓膜を振動させた音波は，内耳のリンパ液を震わせ，基底
膜を振動させる。最大振幅を生じた基底膜の位置と振幅の幅がそれぞれ，音
の高さのことであるピッチと音量の情報を表す。蝸牛神経核でそれらの情
報が抽出され，オリーブ核では音の定位がなされる。そのとき，高音は音
の強さ，低音は音の到達する時間的遅延に基づいて定位される。下丘には，
外側毛帯を通ってオリーブ核と，対側の蝸牛神経核からの情報が入力され
る。下丘は，音の空間マッピングと，ピッチと音量の分析を行う。下丘を
出た情報は，下腕を通って内側膝状体を経て，最終的に 1 次聴覚野に入力
される。このように音刺激も，音の構成成分が個別に知覚された上で認知
される。

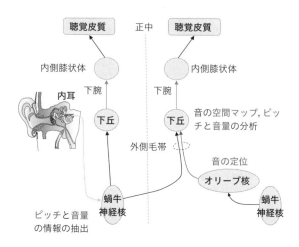

◆図2-5　聴覚情報の流れ
→カラー口絵参照

第３節　現時点での知覚から概念形成に至るモデル

　分割の規則や認知ピラミッドを踏まえた上で，現時点での知覚から概念
が形成されるまでの情報処理過程を模式化したのが図 2-6 である。ある対
象は，それがもつ属性にしたがって五感にはたらきかける。それぞれの感
覚ではさらに感覚を構成する要素別に知覚される。知覚された情報は互い
に関連づけられることにより認知され，さらにそれらが統合されることに
より意味や概念が生じる。例として，空き缶をあげる。まず視覚により，そ
の缶の色や艶，光沢などが知覚される。缶を手で持つと体性感覚により重
さや手触り，表面の肌理，硬度などが知覚される。缶を強く持つと表面が
凹むと同時にペコッという音が鳴る。これは聴覚にはたらきかけ，音のピッ
チや音量などが知覚される。もし，中身が残っていたら味覚や嗅覚にも刺
激が入力されるかもしれない。これらの視覚，体性感覚，聴覚さらには味
覚や嗅覚の情報が認知された後に統合され，対象としての空き缶は１つの

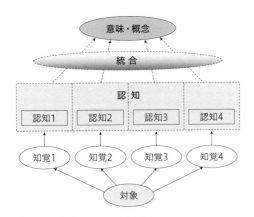

❶図2-6　知覚から概念形成に至る心理モデル

意味をもつ物体として認識される。さらに，同様の空き缶の認知が繰り返されることにより，「空き缶」という概念が成立する。

第4節　ゲシュタルト

　ここまで述べてきたのはすべて，与えられた刺激がどのように知覚・認知されていくかというボトムアップの過程であった。しかし，ヒトの認知機能には受動的に刺激を受容する他に，能動的に対象を認識するはたらきが備わっている。1912年，チェコ出身の心理学者ヴェルトハイマー（Wertheimer, M.　1880 ～ 1943；図2-7）は，2つの電球と1本の棒を用いて，簡単な実験を行った（図2-8）。衝立の前に棒を立て，電球1と2を交互に点灯する。電球1が点灯すると影1が，電球2が点いていると影2が後ろの衝立に映る。電球1・2の点灯の切り替え速度を次第に速くしていくと，同様に影1・2が映るのも速くなっていく。電球1・2の切り替え速度が1秒間に10回（10Hz）になると，影1・2に加えて真ん中に影3が見えるようになる。これは衝立に実際に映っているのではなく，脳がつくり出した影である。つまり，脳は与えられた刺激を知覚・認知するだけでなく，新たなものをそれに付加する。ここでは，全体は部分の総和以上のものであ

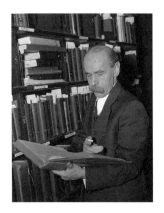

**⊕図2-7　ヴェルトハイマー M.
1880–1943◆2**

チェコ生まれの心理学者。ゲシュタルト心理学の創始者の1人。ユ
ダヤ系であったためにナチスに追われ，1933年アメリカに移住。

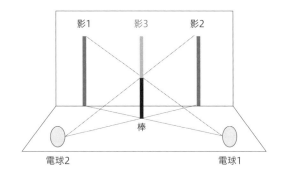

⊕図2-8　ヴェルトハイマーによる実験

電球1・2の切り替えを早くしていくと，影1・2に加え影
3が見えてくる。

り，1＋1は2＋αとなる。対象は全体として1つの意味を有するという
この現象はゲシュタルトと呼ばれ，脳のもつ，より高次の機能を反映して
いると考えられている。われわれは，何も書かれていない画用紙に写生で
はなく自ら像を思い浮かべて絵を描き，まっさらな原稿用紙に物語を紡ぐ

ことができる。これらも脳のトップダウン的なはたらきによる。このように，人を人たらしめている精神活動の多くはトップダウン的な機序によるものであるが，現在のところその能力を正確に測定する心理検査は開発されていない。

▶ 第2章のまとめ ◀

ヒトは，分割の規則に則り，対象を構成成分に分けてそれぞれを知覚・認知し，それらを再度統合することにより対象を認識する。これはボトムアップ的な機序であり，$1+1=2$である。その一方で，全体は部分の総和以上，すなわち$1+1=2+\alpha$となる脳のはたらきも存在する。このトップダウン的な機序はゲシュタルトと呼ばれ，ヒトの精神機能の重要な位置を占める。しかし，現時点では正確にそれを測定する手段を現在の科学は有していない。医学が求めるのは，確固としたエビデンスである。「面白いが，本当かどうかわからない」という説よりも，「面白味も新味もないが，100％確かな事実」を尊ぶ。トップダウン的な脳のはたらきの重要性は理解しつつも，ボトムアップ的な認知ピラミッドを知覚から認知へと1段ずつ登っていっているのが，現在の医学である。自分が行おうとしている実験・研究が，認知ピラミッドのどこに位置し，脳のどういう機能を対象としているのかを正確に把握することは，科学的に正しい結果を得るための基礎である。

注 ··

◆ 1　https://commons.wikimedia.org/wiki/File:Frans_Hals_-_Portret_van_Ren%C3%A9_Descartes.jpg
◆ 2　https://www.facebook.com/pg/maxwertheimer01/photos/?ref=page_internal

第 3 章

症例研究

　症例研究は，脳科学に限らず，すべての医学の基本であり原点である。現在のすべての医学は，過去の無数の症例報告の積み重ねの上に成り立っている。後述する歴史的報告のように，正確に記載された一例は，時に医学と科学の歴史を変えることさえある。新しい発見を含む症例を見出すには，教科書的な典型例に精通している必要がある。神経心理学では，脳のある部位が障害されて特定の症状が出現した場合，健常時には脳のその部位が該当する高次脳機能を担っていると考える。1980 年代までは，症例報告の知見をもとに脳における認知過程が明らかにされてきた。認知機能の根幹をなす言語・行為・認知の障害である，失語・失行・失認について，歴史的症例を紹介しつつ解説する。

第1節　失語症

1. 全体論から局在論へ：ガルによる骨相学

　大脳の各部分が，それぞれ異なる機能を分担する —— 現在では当たり前のこの事実が明らかとなったのは，それほど昔のことではない。19 世紀に至るまで，脳は一様なもの，つまり全体としては機能するが，ある脳部位にある認知機能が局在（localization）するということは，少なくとも高次機能についてはあり得ないと考えられてきた。それに対し脳の局在に研究者の目を向けさせたのがガル（Gall, F. J.　1758 〜 1828；図 3-1）による骨相学（phrenology）である。ガルはウィーンの脳解剖学者で，頭の形と人格・性格との関連性を主張した。ガルの見解は次のようである。「ある人が特定の能力に優れていたとする。その場合，その能力を司る脳部位は発達し，体積が大きくなるだろう。大きくなった脳はそこに接する頭蓋骨を内側から外側へ押し広げるであろう。その結果，頭の形が変形するであろう。したがって，頭蓋骨の形を観察すれば，その人の脳のどこが発達しているか，言い換えるとその人の能力がわかるだろう」。例えばガルは，子ども好きな女性と，子どもに無関心な女性とを，頭の形で分けている（図 3-2；杉下，2004）。ガルの骨相学は，当時のヨーロッパの特にパリを中心とした上流社

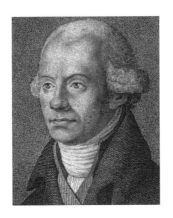

↑ 図3-1 ガル F. J. 1758–1828[*1]

ドイツの解剖学者。骨相学の開祖。心（今で言う高次脳機能）の起源を脳という臓器に求めるガルの説は、当時としては革命的なものであった。母国ドイツではなかなか受け入れられず、パリやイギリスで活躍した。

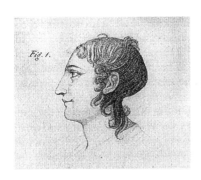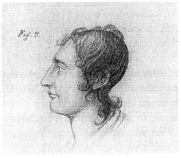

↑ 図3-2 ガルの骨相学の例（Finger, 2000）

　左：子ども好きな女性の頭部の形　右：子どもに無関心な女性の頭部の形

会で、一世を風靡した。しかし現在では、脳腫瘍などの病的状態を除いては頭蓋骨が脳により外側に押し広げられることはなく、頭の形と人格・性格とは直接的な関係はないことが知られている。骨相学は学説としては間

違っていたが，それまでの脳を全体として捉える見方に，局在という概念を導入した点で功績がある。

2. ブローカによる失語症の報告

　ガルが不十分ながらも唱えた脳の局在を，科学的な意味で証明し，神経心理学ひいては脳科学の始まりをもたらしたのが，パリのビセートル病院の外科医ブローカ（Broca, P.　1824 〜 1880；図 3-3）である。1861 年のある日ブローカは，右足の蜂窩織炎を起こしたルボルニュ（Leborgne, L. V.）という名の患者を診察した。この患者は，21 年前に脳卒中を起こし，それ以降 "tan" という言葉以外話すことができなくなり，"ムッシュー・タン（タン氏）" と呼ばれていた。タン氏は周りの人が話す言葉の内容は理解していた。ブローカは考えた。タン氏は恐らく脳卒中を患い，その結果として "tan" という言葉以外話せなくなった。しかし，話された内容は理解している。ということは，話すことと話の内容を理解することとは，脳内で異なる部位が関与しており，タン氏の場合，脳卒中により話すことに関与す

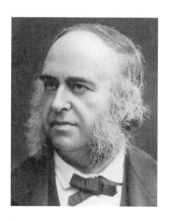

❶図3-3　ブローカ P. P.　1824–1880[2]

フランスの外科医，人類学者。17年間 "tan" という一言しか話せなかった患者の診察・剖検を通して，ヒトの高次脳機能の局在を証明した。神経心理学の父，認知神経科学の生みの親と言われる。

る部位のみが障害されたのだろう。言い換えると，タン氏の脳のどこが障害されているかをみれば，ヒトの脳のどの部位が話すという機能を司っているかがわかるだろう，と。当時は今日のような CT や MRI などの画像機器はなく，患者の脳の障害部位の同定は，患者が亡くなった後の病理解剖を待たねばならなかった。抗生剤が発達した今日では蜂窩織炎が原因で死亡することは滅多にない。しかし当時は，そのような細菌感染症が原因で多くの患者が亡くなった。診察から 1 週間後，タン氏は死亡した。早速ブローカはタン氏の脳を解剖し，前頭葉の後下部に古い脳梗塞のあることを確認した（図 3-4）。ブローカは解剖当日午後に開かれた学会でこの症例を発表し，ここに初めて，脳の特定の部位に特定の認知機能が宿っていること，言い換えれば脳に局在のあることが，科学的に証明された。ブローカがタン氏の脳に見出した領域は**ブローカ野（Broca's area）**と命名され，タン氏の呈した「話すことができないが，話された内容は理解できる」という症候は，ブローカ失語（Broca's aphasia）または運動性失語（motor aphasia）と呼ばれている。ブローカは「神経心理学の開祖」あるいは「認知神経科学の父」と呼ばれており，この症例報告により現代の脳科学は始まったと言ってよい。

　ブローカの報告には後日談がある。脳の病理解剖の際には通常，表面の損傷を確認した後に脳に割を入れ輪切りにし，病巣の深さや広がりを見る。

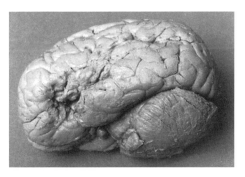

🔼 **図3-4　ルボルニュの脳**（Dronkers, 2007）

これは現在の病理解剖でも定石である。しかしブローカはそれをしなかった。なぜか？　——ブローカは，タン氏の脳のもつ歴史的重要性を見抜いていた。ブローカは，自分が割を入れて脳を傷つけるのではなく，将来の科学技術の発展を待って，このまま保存しておくことを決断したのである。事実，ブローカの報告から 120 年後，CT を使ってタン氏の脳の病変を詳細に調べた論文が報告された。真に偉大な研究者の時間を超越した洞察の深さには驚嘆するほかない。

3. ウェルニッケによる感覚性失語の報告

　一旦，突破口（break through）ができれば急速に発展するのは学問の常である。1874 年にはウェルニッケ（Wernicke, C.　1848 〜 1904；図 3-5）がタン氏と反対の症例，すなわち話すことはできるが話された内容を理解できない症例を報告した。ウェルニッケはドイツのブレスラウの精神科医で，1874 年に『失語症候群（*Der Aphasische Symptomencomplex*)』という本を出版した。ウェルニッケはブローカとは異なる方法で言語機能の局在についてアプローチした。すなわち，ブローカが脳の局在についての予備知識をもちつつもタン氏との遭遇という偶然の機会をもとに発話の局在を明らかにしたのに対し，ウェルニッケはブローカを含めたそれまでの脳についての知見をもとに症候とそれを生じる脳部位を予測し，その予測に適合した症例が実際に存在することを示すことにより，予測が正しいことを証明した。ウェルニッケが考えた，話し言葉の理解の障害された症例の特徴は以下の 5 つである。①聴覚野とは異なるため，聴覚そのものは保たれている，②話し言葉を理解したり，復唱ができない，③言葉をしゃべること自体には不自由はない，④自ら発する語がわからないので，言い間違いに気づかない，⑤運動の領域とは離れているため，片麻痺は伴わない。これらの特徴をもつ患者をウェルニッケが探したところ，2 人を見出した。そのうちの 1 人の死後に剖検したところ，左上側頭回に梗塞巣を確認した。このことからウェルニッケは，話し言葉を理解する機能は左上側頭回に局在している，と結論づけた。ウェルニッケが示した特徴をもつ失語は，ウェルニッ

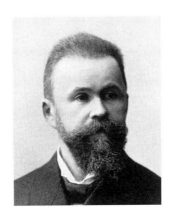

↑図3-5　ウェルニッケ C.
1848–1905[3]

ドイツの精神科医，解剖学者。著名な神経学者マイネルトの弟子。
1874年に出版した『失語症候群』の中で，話し言葉の理解に左上
側頭回が関与することを示した。

ケ失語（Wernicke's aphasia）または感覚性失語（sensory aphasia）と命名さ
れ，左上側頭回後部 3 分の 1 はウェルニッケ野（Wernicke's area）と呼ばれ
ている。

4. 失語症の古典図式

　ブローカやウェルニッケに始まり，その後の研究結果も含めて提唱され
たのがウェルニッケ - リヒトハイムによる失語症の古典図式である（図
3-6）。20 世紀初頭に発表されたこの図式は，簡単ではあるが，障害部位と
症状との関連を簡潔に示しており，100 年を経過した現在も頻用されてい
る。内耳に到達した音は，左上側頭回にあるウェルニッケ野で認知され，概
念中枢へと至る。発語の際は，概念中枢から言葉の情報が引き出され，ブ
ローカ野で発話のための運動プログラムに変換され，運動野から錐体路を
経て作働筋に至り，実際の音声として発せられる。復唱の際には，ウェル
ニッケ野から縁上回の皮質下を通る弓状束を介してブローカ野に言葉の情
報が運ばれる。縁上回皮質下の弓状束が障害されると，話し言葉の理解や

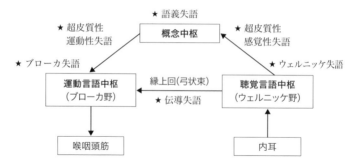

● 図3-6　ウェルニッケ-リヒトハイムによる失語症の古典図式
★を付した字は該当部位が障害された際に生じる失語型を示している。

発話は可能であるにもかかわらず，復唱（オウム返し）ができなくなる。これを伝導失語（conduction aphasia）という。自分の発語の間違いに気づき，言い直しを繰り返すにしたがって正解に近づいていく接近現象（reaching phenomenon）が見られる。ウェルニッケ野から概念中枢に至る箇所が障害されると，発話や復唱はできるが，話し言葉の理解が障害される（超皮質性感覚性失語：transcortical sensory aphasia）。概念中枢からブローカ野への線維が障害されると，話し言葉の理解や復唱は可能だが，自発話だけが障害される（超皮質性運動性失語：transcortical motor aphasia）。

　意図した言葉と異なる発話をしてしまうことを錯語（paraphasia）と呼ぶ。単語自体が異なる語に置き換わる語性錯語（例：机→イス）と，単語の一部の音が入れ替わる字性錯語または音韻性錯語（例：メガネ→メダネ）に分けられる。錯語は，いずれの失語型でも出現し得る。発話が障害されたときには書字が，話し言葉の理解が障害されたときには読みが，それぞれ同時に障害される。また，ブローカ失語でも話し言葉の理解はある程度まで障害される。ウェルニッケ失語でも同様に，発話が障害される。言い換えると失語分類はあくまで，主として障害されている症候はどれか，に基づいてなされている。したがって，発話と理解が同程度に障害されているような例も存在する。そのような場合は，強いて分類はせず，混合型失語

あるいは単に失語症とし，所見を詳細に記載する。

5. 読み書きの脳内機構

　話す，聴く以外の言語の機能である読み書きについても，脳内機構が明らかになってきている（図3-7：カラー口絵参照）。ここでカギとなるのは角回（A）である。角回は異種感覚の統合の場（multimodal integration）と言われている。すなわち，視覚や聴覚，体性感覚などの情報は角回で互いに関連づけられる。言語において角回は，聴覚情報（音韻）と視覚情報（文字）を統合する。いわゆる文盲の人が存在することからもわかるように，読み書きは聴く・話すよりも難易度が高い行為である。文字は，刺激物（stimulant）から見ると紙の上のインクのしみにすぎない。そのインクのしみは，網膜を介して後頭葉にある視覚野で知覚される。それが文字としての意味をもつためには，音として耳から入ってきた言葉の情報（音韻）と結びつけられなければならない。読字の際には，1次視覚野（V）に入力された文字のインクのしみは，角回（A）に運ばれて，そこでウェルニッケ野（W）から来た言葉の情報と統合され，理解される（青矢印）。音読の際

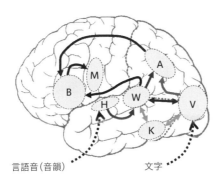

言語音（音韻）　　　　　　　文字

⬆図3-7　読み書きの脳内機構の模式図
　→カラー口絵参照
　A：角回　B：ブローカ野
　H：ヘシュル回（聴覚野）　K：漢字の読み書き
　M：運動野　V：視覚野　W：ウェルニッケ野
　（黒矢印は弓状束）

にはさらに，角回（A）の情報はブローカ野（B）に運ばれ（紫矢印），運動野（M）を経て口舌・咽喉頭の動きとなり，言葉として発声される。このように角回には，度重なる読みにより特定のインクのしみのパターンと特定の言語音（音韻）の情報とが関連づけられた状態で貯蔵されている。一方，書き取りの際には，1次聴覚野であるヘシュル回（H）で知覚された言語音（音韻）の情報は，ウェルニッケ野（W）で理解された後に角回（A）に運ばれ（青矢印），そこに貯蔵されている文字の視覚イメージを喚起する。その情報はブローカ野（B）から運動野（M）を通して手の筋肉の動きを引き起こし，書字動作となる（紫矢印）。自発書字では，大脳に広く分布していると考えられている概念が角回（A）で文字の記憶を惹起させ，ブローカ野（B）と運動野（M）を経て書字動作となる。

　角回（A）が障害されると読み書きの両方が障害される（失読失書）。視覚野（V）と角回（A）との連絡が絶たれると，書字が可能であるにもかかわらず，読字だけができなくなる（純粋失読）。正常では，例えば「鬱」という字のように，書けない文字でも読めるのが普通である。つまり，書字は読みよりも難易度が高く，書ける文字は必然的に読めることを意味する。純粋失読ではそれが逆のパターンを取り，書けるのに読めなくなっているのが特徴である。純粋失読は，失語症というよりは視覚認知の障害の一型であり，失認の章で詳しく述べる。ウェルニッケ野（W）から角回（A）に至る線維（青矢印），もしくは角回（A）からブローカ野（B）への連絡（紫矢印）が障害されると，書字だけが障害される。

6. 漢字・仮名問題

　日本語の特徴として，仮名と漢字という2種類の文字言語をもつことがあげられる。仮名はいわゆる表音文字で，英語のアルファベットに相当する。漢字は表意文字で，形態と意味とが密接に結びついている。視覚認知には，対象の位置や動きを認知する背側経路（どこ経路：where 経路）と，対象が何であるかを認知する腹側経路（なに経路：what 経路）がある（本章3節を参照）。漢字は腹側経路で認知され，なかでも後頭側頭接合部の下

部（K）が障害されると漢字の読み書きが障害されることが知られている。それに対し仮名の読みは上述のようにウェルニッケ野や角回を介してなされており，背側経路が関与している。このように，漢字は視覚の腹側経路，仮名は背側経路がそれぞれ司っているという仮説は**二重回路モデル**と呼ばれている。

第2節　失行

1. 定義

　麻痺や失調があると行為がうまくできなくなるのは当然であるが，それらがないか軽微であるにもかかわらず意図した行為の遂行が障害されることがある。これを失行（apraxia）と呼ぶ。失行の概念を確立したのがウェルニッケの助手をしていたリープマン（Liepmann, H.　1863 ～ 1925；図3-8）である。リープマンは，失語症と認知症の診断で入院した48歳の議員を担当した。その患者は自発的運動は正常で命令の理解も可能であった

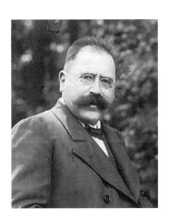

🔼図3-8　リープマン H. K.
　　　1863–1925[4]

ドイツの医師。ウェルニッケの弟子。失行の概念を確立し，分類を発表した。

が，物まねや道具を持たない動作（パントマイム）が異常であった。ここで指摘された随意・不随意による運動の成否が異なることは，現在も失行の有力な特徴の1つにあげられている。リープマンは，失行は運動野が視覚・聴覚・体性感覚の情報から離断されるために生じると考え，複雑な動作には左頭頂葉が関与するとした。リープマンは，失行の定義を以下のようにまとめている。

i) 指示された動作を誤って行うか，あるいは，

ii) 渡された物品を誤って用いた場合に，

   a) 他の運動障害（麻痺，失調など）がないか，それがあったとしてもそれでは十分に説明できない。

   b) 了解障害（失語）や認知障害（失認）がないか，それでは十分に説明できない。

   c) 課題の意図の理解障害（認知症）がなく，意欲の障害がない。

2. 失行の脳内機構と分類

　行為の脳内機構と失行の分類については，多くの研究者が異なる意見を述べているが，ここでは最も一般的なリープマンによるものを紹介する。リープマンの仮説を図示したのが図 3-9 である。運動エングラムとは，脳に蓄えられた単純な動作の記憶のことで，例えば，手を握る，「あ」と言うなどがそれにあたる。運動エングラムは，空間的・時間的位置づけをもたないのが特徴で，左側の傍中心領域すなわち左中心前回と中心後回の皮質・白質が担っていると考えられている。運動エングラムが障害されると，動作を構成する1つひとつの動きが障害されるため，動作がぎこちなくなり，意図した動作とは異なる無形的な（amorphous）動きとなる。これを肢節運動失行（limb-kinetic apraxia）という。運動公式とは，視覚・聴覚からの情報に基づく時間的・空間的な行為の計画・組み立てのことで，複数の運動エングラムを組み合わせてつくられている。運動公式は，頭頂葉後部から後頭葉前部にかけてが担っているとされ，障害されると行為を構成する

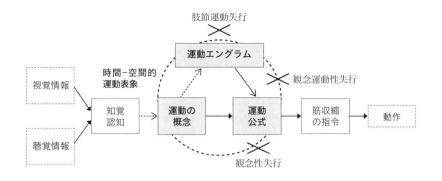

❶図 3-9　リープマンによる行為の脳内過程の図式
　3つの × 印を付した字は，その箇所が障害されたときに生じる症候を示している。

運動の逆転や脱落が生じる。これを観念性失行（ideational apraxia）という。
例えば，茶筒から茶葉を急須に入れて，ポットからお湯を急須に注いで，湯
飲みにお茶を注ぐという一連の動作の順番が入れ替わり，ポットから急須
にお湯を注いでから茶葉をそこに入れたりする。運動エングラムと運動公
式の適切な協働は左頭頂葉，特に下頭頂小葉が担っており，そこが障害さ
れると計画に沿った適切な動作が行われず，行為の取り違い（錯行為：
parapraxia）が生じる。これを観念運動失行（ideomotor apraxia）と呼ぶ。ア
メリカの神経心理学者ハイルマン（Heilman, K. M.　1938 〜）は，運動の概
念から運動公式，運動エングラムを含めて**時間－空間的運動表象**
（**praxicons**）と表現し，優位半球の頭頂葉に蓄えられているとした。リー
プマンによる失行の責任病巣をまとめたのが図 3-10 である。また，ハイル
マンは失行が生じる脳内機構を次のように考えた（図 3-11）。まず前提と
して次の 2 点を仮定。①頭頂葉後部（角回・縁上回）に動作の意味の記憶
痕跡が存在，②運動前野は運動の計画策定を行う。言語的な指示（「〜しな
さい」）はウェルニッケ野から，視覚的な指示（物まね）は視覚野から，左
半球の角回・縁上回に伝えられる。動作の意味の記憶痕跡はそこから運動
前野に伝えられ，運動の計画策定に寄与し，左半球の 1 次運動野を経て，左

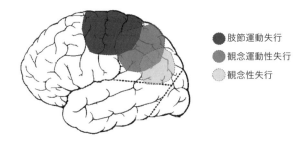

🔼図3-10　リープマンによる失行の責任病巣

肢節運動失行
観念運動性失行
観念性失行

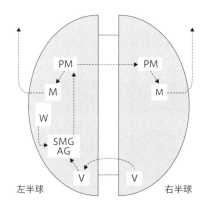

左半球　　　右半球

🔼図3-11　ハイルマンによる失行の脳内機構
AG：角回　M：1次運動野　PM：運動前野
SMG：縁上回　V：視覚野　W：ウェルニッケ野

手の行為となる。記憶痕跡とは，学習時に活動した特定の神経細胞集団という形で脳内に残った物理的な痕跡を意味する（脳科学辞典）。右手の行為の際には，左半球の運動前野から脳梁を介して，右の運動前野に情報が伝えられる。

3. 失行症における問題点

　失行は，失語症や失認と並んで3大神経心理学的症状の1つに数えられるが，問題点も多く残されている。まず，失行は定義を含めリープマンの

記述にしたがって述べられることが多いが，分類を含め未整理である。失行には多くの分類が存在し，時には同じ用語が異なる意味で用いられたりする。失行について述べるときには，例えば「リープマンによる分類では」などのように，誰の見解に基づいているのかを明記しなければ誤解を生む原因となる。また，肢節運動失行については，独立した症候としての存在自体に疑義をもつ研究者も少なくなく，実際に欧米の成書では取り上げられていないものも多い。肢節運動失行は，神経変性疾患の1つである皮質基底核変性症（corticobasal degeneration: CBD）の特徴にあげられているが，単一・限局病変によって生じたという報告がない。リープマンも，観念性失行と観念運動性失行は自験例の検討に基づいて記載しているが，肢節運動失行については他者の報告に依拠している。肢節運動失行は錐体路や錐体外路系，さらには深部感覚の障害などの合体として説明可能ではないかとも考えられている。以上より，失行については下位分類に固執するのではなく，症状，特に患者が示した誤反応を正確に記載することが重要である。誤反応には次のようなものがある。

A) 錯行為（parapraxia）：行為の入れ替わり
B) body as objects（BPO）反応 —— これのみでは病的とは言えない。
C) 順番の間違い・省略，物品との関係の間違い
D) 形を成さない無意味な運動
E) 拙劣（clumsiness）：筋固縮や失調，軽度の麻痺との鑑別が重要
F) 保続（perseveration） —— これのみでは失行とは言えない。
G) 運動がまったく他の筋に出現
H) 運動の中断 —— これのみでは失行とは言えない。

これらの中でも最も重要なのは錯行為とされている。

第3節 失認

1. 定義

　失認（agnosia）とは，病前まで意味を有していた刺激の認識が，特定の
感覚モダリティを介してのみできなくなることを表す。感覚モダリティと
は，視覚や聴覚などの感覚様式の種類を指す。失認の前提として，知覚が
保たれていること，失語症がない，認知症がないという3つがあげられる。
失認は，意味の剥がれ落ちた正常な知覚とも表現され，障害されている感
覚以外の感覚を介すると正しく認知することができる。

2. 歴史

　失認の概念は，ブローカによる失語症の報告後，急速に発展した。1870
年にフィンケルンブルグ（Finkelnburg, C. M. F.　1832～1896）は，知覚と
それに関連する知識の離断を asymbolia という語で表現した。1876年には
「英国神経学の父」と呼ばれるジャクソン（Jackson, J. H.　1835～1911）が，
右半球後部の脳腫瘍が原因で馴染みの人や場所がわからなくなった症例を
報告し，その症候を imperceptions と呼んだ。さらに1881年にムンク
（Munk, H.　1839～1912）は，頭頂―後頭部を損傷した犬がエサのような
馴染みの対象をわからなくなっていることを観察し，Seelenblindheit
(mindblindness) と名づけた。これらの先行研究をもとに，今日にまで通
用する失認の概念を確立したのがリッサウアー（Lissauer, H.　1861～1891）
である。彼は，頭部外傷を負った80歳の男性患者を診察した。その患者は
意識消失後に，視覚的に提示された日常物品の認識ができなくなった。視
覚の知覚能力は無傷であったことから，視覚皮質は保存されていると考え
られた。リッサウアーは，この患者は白質が障害されたために，視覚イメー
ジが他の脳領域から離断され，物品の認知ができなくなったと考察した。そ
してその1年後，フロイト（Freud, S.　1856～1939）がこれらの症状に対
し**失認**という用語を導入した。このように19世紀末の20数年間で確立し

た失認の概念は，今日に至るまで輝きを失っていない。

3. 呼称の脳内過程と失認の分類

　患者が対象を正しく認知できているかを確認するのに最も簡便な方法は，眼前の物品の名前を言ってもらう呼称課題である。呼称には知覚，認知，呼称の3つの脳内過程がはたらくと考えられる（図3-12；武田，2002；佐藤，2012）。

　第1段階の知覚では，それぞれのモダリティを介して対象が知覚され分析が加えられる。第2段階の認知は，前半の表象化と後半の記憶・知識・概念との照合に分けられる。表象（representation）とは，知覚の複合体として直感的に心に思い浮かべることのできる具体的な外的対象像のことで，心像（image）ともいう。第2段階の前半では，知覚された情報が1つのまとまりとして把握される。後半では，把握された表象と関連のある記憶・知識とが結びつけられ，意味概念が惹起される。第3段階で，意味概念に該当する名称が想起され，モーラ分解，音韻操作を経て，発語される。

　リッサウアーは失認を，統覚型失認（apperceptive agnosia）と連合型失認（associative agnosia）の2型に分類した（図3-12）。統覚型は，呼称の第2段階の前半すなわち表象化の障害で，知覚した情報を1つのまとまりある具体像として把握できなくなることを指す。連合型は，第2段階の後半の障

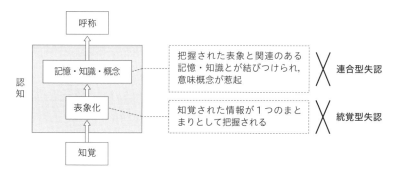

🔼図3-12　呼称の脳内機構と失認の分類

⬇ 表3-1　統覚型失認と連合型失認の違い

	コピー	マッチング	呼称	視覚失認	聴覚失認
統覚型	×	×	×	模写ができない	音の口真似ができない
連合型	○	○	×	閉じた傘と開いた傘の区別ができない	2人の赤ちゃんの泣き声が区別できない

害で，前半で把握された表象を，それと関連のある知識や記憶と結びつけることができなくなる。統覚型は，表象化が障害されるため，コピーやマッチングができない（表3-1）。視覚で言うと模写ができず，聴覚では音の口まねができない。連合型は，形成された具体像が意味と結びつかなくなるため，コピー・マッチングともにできるが，呼称はできない（表3-1）。視覚では，閉じた傘と開いた傘の区別ができず，聴覚では2人の赤ちゃんの泣き声の区別がつかなくなる。リッサウアーのこの分類は，概念先行のきらいはあるが，わかりやすさゆえに現在に至るまで頻用されている。

4. 視覚と聴覚認知における2つの経路

アンガーライダーとミシュキン（Ungerleider & Mishkin, 1982）は，サルの脳の切除実験を行い，視覚認知には2つの経路があると主張した。背側経路と腹側経路がそれである（図3-13：カラー口絵参照）。背側経路は，1次視覚野（V1）からV2，V5（MT野）を経て，頭頂葉の後部に至る。別名，どこ経路（where経路）とも呼ばれ，視覚対象の空間内での位置や運動の認知に関与する。腹側経路は，1次視覚野（V1）からV2，V4を経て，側頭葉下部に至り，なに経路（what経路）とも呼ばれる。対象の形状や色の認知と関係している。その後の症例研究や脳賦活化実験により，ヒトでも同様の経路の存在することが明らかになった。さらに，聴覚でも同様の情報の流れの存在が明らかになった（Burns, 2004）。すなわち，聴覚の背側経路は音の空間的位置の認知に，腹側経路は音色や種に特異的な声の情報

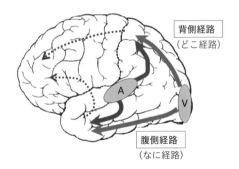

背側経路
（どこ経路）

A

V

腹側経路
（なに経路）

● 図3-13　視覚と聴覚認知における2つの経路
　　→カラー口絵参照
　　A：1次聴覚野　　V：1次視覚野

の認知にはたらく（図 3-13）。

5. 視覚失認

　失認研究の歴史は，視覚失認の研究の歴史と言っても過言ではない。視覚失認（visual agnosia）は，視覚における認知の障害で，責任病巣は両側の後頭葉とされる。代表的な原因疾患は脳卒中であるが，一酸化炭素中毒の後遺症でもしばしば見られる。視覚失認を来した患者は決して「見たものが何かわからない」とは訴えない。「見えない」「見にくい」と訴えることが殆どである。患者はまず眼科に紹介される。そこで眼圧や視力，視野などを調べられるがいずれも正常。それでも患者は「見えない」と言うので，精神的な要因によると誤診されて精神科に紹介されてしまうこともある。つまり，視覚失認は，診る側の念頭にないと見過ごされてしまう。

　視覚失認の診断には次の 6 項目が必要である（表 3-2）。①基本的な視知覚機能（視力，視野，色覚など）は保たれているか，それらの障害のみでは呼称障害の発生を説明できない，②視覚的に呈示された対象の呼称ができない，③使用法を口頭で説明したり，パントマイムで示すことができない，④対象のカテゴリー分類ができない，⑤検者が言った名が正しいかどうか，判定できない，⑥他の感覚モダリティ（触覚，聴覚など）を介する

● 表 3-2　視覚失認の診断に必要な項目

① 基本的な視知覚機能（視力，視野，色覚など）が保たれているか，それらの障害のみでは呼称障害の発生を説明できない。
② 視覚的に呈示された対象の呼称ができない。
③ 使用法を口頭で説明したり，パントマイムで示すことができない。
④ 対象のカテゴリー分類ができない。
⑤ 検者が言った名が正しいかどうか，判定できない。
⑥ 他の感覚モダリティ（触覚，聴覚など）を介すると認知が可能である。

と認知が可能である。

　リッサウアーに倣って，視覚失認は統覚型と連合型に分けられる。統覚型視覚失認（apperceptive visual agnosia）は，簡単な図形の模写ができない。文字を読めず，書かれた文字を書き写すこともできないが，例えば「ひらがなの"あ"を書いてください」と口頭で指示されると"あ"の文字を書くことができる。しかし，しばらくして患者が書いた"あ"を見せて「これは何と読みますか？」と尋ねると，ついさっき自分が書いた文字にもかかわらず患者は読めない。"あ"を書く動作は習熟され完全に自動化されているため，聴覚を介して入力された命令がそのまま運動プログラムへと直結し，書字を可能とする。しかし，表象化が障害されているため，紙の上の"あ"の形をしたインクのしみを"あ"というまとまった形に把握できないため，自分で書いた文字も読めないという特異な症状を呈する。一方の連合型視覚失認（associative visual agnosia）は，図形や文字の模写は可能であるが，後で自分も模写を見ても何を描いたのかわからない。

　視覚失認の患者は，見たものが何かわからないため，生活上で様々な問題に直面する。目の前の物品が触るとケガをするものなのか，安全なものなのか，実際に手に取るまでわからない。食事では，カレーやコーヒーなどのように特徴的な香りのするものは嗅覚を通してわかるが，そうでないものは口に入れるまでそれが本当に食べ物なのかわからない。呼称や図形課題ができないため，神経心理検査の結果が軒並み低得点となり，認知症と誤診されてしまうこともある。

6. 純粋失読

　角回の障害により失読失書が生じることは，失語の項で述べた。純粋失読（pure alexia）は，読字だけが選択的に障害されるもので，失認の一型と捉えられる。すなわち，視覚的に入力された言語情報だけが認知できず，他のモダリティである聴覚を介した言語情報つまり話し言葉の理解は正常である。発話や書字にも異常はない。つまり，脳に蓄えられている言語そのものは正常で，視覚を通してのみそこにアプローチできない状態である。脳内の言語そのものが障害されている失語症とは，この点が異なる。患者は，なぞり読み（schreibendes Lesen）による体性感覚を通して読むことができる。

　純粋失読の典型的な責任病巣は，左後頭葉内側面と脳梁膨大部を含む病変である。1892 年にデジェリン（Dejerine, J. J.　1849 〜 1917；図 3-14）は，剖検所見に基づき，純粋失読は視覚野と角回を結ぶ線維の損傷によって生じるとした。つまり，言語の視覚像を貯蔵している角回に視覚情報が届かなくなる，離断症状の一種と考えた（Dejerine, 1892）。それをさらに発展させたのがアメリカの神経心理学者で，ノーベル医学賞確実と言われながらも急逝したゲシュビント（Geschwind, N.　1926 〜 1984；図 3-15）である。ゲシュビント（Geschwind, 1965）は，デジェリンの説に加え，脳梁膨大部の病変を重視した（図 3-16）。左後頭葉内側面の視覚野の障害により，患者は右半分の視野が欠損する（右半盲）。左視野の情報は右後頭葉の視覚野に入力する。右後頭葉に入った文字情報は通常，脳梁膨大部を通って左半球へ伝えられる。しかし，視覚情報の半球間転送に関わる脳梁膨大部の障害により，右後頭葉の視覚野に入った文字情報が左半球に到達できない。結果として文字情報は左半球の言語野から隔離され，読みの障害が生じる。その一方で話し言葉の理解では，耳に入った音の情報は両側大脳半球の聴覚野に入力する。したがって，聴覚的な言語情報はウェルニッケ野に到達し，理解される。このように，純粋失読は離断症候群（disconnection syndrome）の 1 つとして一般的に解釈され，角回の障害による失読失書とは分けて考えられることを心に留めておいてほしい。

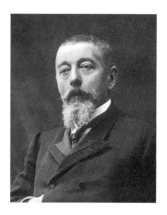

○図3-14　デジェリン J. J.
1849–1917[5]

スイス生まれのフランスの神経学者。デジェリンが提案した純粋失読の発症機序は、「純粋失読の古典図式」として今日でも知られている。

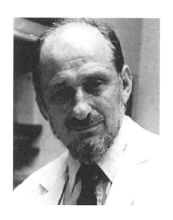

○図3-15　ゲシュビント N.
1926–1984[6]

アメリカの神経心理学者，ハーバード大学教授。1960年代にカプランとともにボストン大学失語症研究センターを設立。1965年に*Brain*に発表した長大な論文で，デジェリンらの考えをさらに発展させた離断症候群を発表。また日本人を含む多くの弟子を育てた。

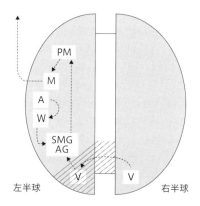

○図3-16　ゲシュビントによる純粋失読の
古典図式

左後頭葉の障害により右半盲が生じる。また脳梁膨大部の障害により右後頭葉に入力した文字の視覚情報が左半球に届かなくなる。

A：聴覚野　　AG：角回　　M：1次運動野
PM：運動前野　SMG：縁上回　V：視覚野
W：ウェルニッケ野　▨▨：障害

第4節　健忘症

　記憶に側頭葉内側が関与することは，現在ではよく知られている。しかし，それが明らかになったのは，ブローカによるタン氏の報告の約1世紀後のことである。認知神経科学の分野では，歴史に残る患者の名前があり，例えばタン氏のようにそれを聞けば誰もがその患者にまつわる物語とそこから明らかになった事柄を思い浮かべることができる。記憶の脳内メカニズムの解明の裏にも，ある患者の悲劇的な物語が存在している。

1．HM

　HM というイニシャルは，タン氏と並んで世界中の神経学者が慣れ親しんだ名前である。ヘンリー・モレイソン（Molaison, H.　1926 ～ 2008；図3-17）はマンチェスター生まれの男性で，難治性てんかんを患っていた。原因は明らかではないが9歳時の自転車事故ではないかと考えられている。

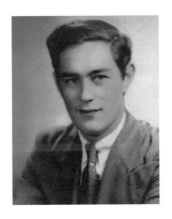

🔼図3-17　モレイソン H.
1926–2008[7]

27歳のときに受けた両側側頭葉切除術が原因で，重篤な健忘を来すようになった。彼にとっては悲劇であるが，得られた所見は記憶や神経科学の発展に多大な貢献をした。

1953 年 27 歳の時に脳外科医スコヴィルにより，海馬を含む両側側頭葉内側部の切除術を受けた。当時，難治性てんかんに側頭葉切除術が有効であることが知られており，現在でも行われる手術である。左右どちらの側頭葉内側部を切除しても，患者に後遺症はない。「左右どちらを切除しても後遺症がないなら，両側切除しても大丈夫だろう」とスコヴィルは考えた。手術により確かにてんかん発作は改善したが，HM は猛烈な記憶障害を呈するようになった。後年の脳 MRI 検査により，両側の側頭葉内側の先端部，扁桃体，嗅内野（海馬傍回前部）の大部分，海馬の前半分が切除されていることが明らかになった (Corkin, Amaral, González et al., 1997)。HM の主な症状は以下の通りである。①手術を受けてから以降の記憶がまったくない，②7 秒間の記憶は可能，③手術前 1 〜 2 年間の記憶は曖昧，手術から 2 年以上前の記憶は正常，⑤技能訓練を受けると，訓練を受けた記憶はないにもかかわらず，技能は上達。例えば，HM にとって主治医も担当看護師も，毎朝会うたびに初めて会う人物である。父親が亡くなった葬式に参列して，帰りの車に乗って 5 分もすれば父親が死亡したこと自体を忘れている。HM を最も混乱させるのは，鏡で自分の顔を見たときである。HM の脳内には手術を受けた 20 歳代半ばの顔しか残っていない。しかし，眼の前の鏡に映るのは老人の顔である。HM は半ばパニックになるが，鏡を取り上げて数分もすれば，自分がさっきあれほどショックを受けたことも忘れている (詳しくは Hilts, 1995 を参照)。HM は学用患者として，衣食住が保証された環境で様々な認知機能検査を受け，その結果は学術論文として報告された。氏名を含め，HM の個人情報は厳しく管理されていたが，2008 年に死亡した後に氏名等が公表された。HM により，ウェルニッケ野以外の機能が不明であった側頭葉のはたらきが明らかになっただけでなく，記憶には海馬を含む側頭葉内側部が重要なはたらきをすることなど，それまでほとんど何もわかっていなかった記憶についての研究が大いに進んだ。

　ヒルツは著書の中で興味深い出来事を書いている。父親が亡くなった年のクリスマスの日，HM は朝から部屋中を探し回っていた。職員から何を探しているのかと問われた HM は「わからない。けどとても大事なものを

失くした気がするんだ」と答えたという。毎年クリスマスには父親からク
リスマスカードが届いていたが，その年は当然届かなかった。主治医は，父
親を亡くしたという出来事の記憶自体は HM の脳に残っていないが，父親
を失った悲しみは何らかの痕跡を HM の脳に残しており，クリスマスカー
ドが届かないという出来事がきっかけでその痕跡が呼び起こされたのでは
ないか，言い換えるとわれわれが知らない記憶のメカニズムが脳にはまだ
存在しているのではないか，と考察している。

2. NA

　HM とならんで記憶の脳内メカニズムの解明に寄与した患者がいる。
1960 年，22 歳の NA は，フェンシングのサーベルが右鼻孔から脳まで突き
刺さるという傷を負った。その後 NA は，日々の出来事を記憶することが
できなくなった。言語性記憶の方が非言語性よりも障害が強かった。1960
年以前の事柄は思いだせ，IQ は 124 あった。頭部 CT の結果，サーベルは
右鼻孔から入り篩骨洞を経て中心線を超え，前頭眼窩皮質さらには脳梁吻，
左側脳室前角，線条体を通り，最終的に視床背内側核に至ったと考えられ
た。脳弓や乳頭体も障害されている可能性があるが，著者は NA の記憶障
害の主たる責任病巣を視床背内側核としている。NA により明らかになっ
たのは主に次の 2 点である。①海馬以外の皮質下構造物の障害によっても
記憶障害が生じる，②障害の半球差により言語性・非言語性記憶障害の間
に乖離が生じ得る。

3. 記憶の脳内メカニズム

　症例研究や動物実験を通して明らかになった記憶に関与する脳内回路が
2 つある。パペツ（Papez）回路とヤコブレフ（Yakovlev）回路である（図
3-18：カラー口絵参照）。パペツ回路は，海馬→脳弓→乳頭体→乳頭体視床
路→視床前核→視床帯状回投射→帯状回→帯状束→海馬（カラー図 3-18 の
赤矢印）というように海馬から発して海馬に戻る。ヤコブレフ回路は，扁
桃体→下視床脚→視床背内側核→前視床脚→眼窩前頭皮質→鉤状束→側頭

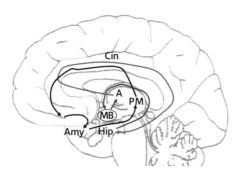

● 図3-18　記憶の脳内メカニズム：パペツ回路と
ヤコブレフ回路
→カラー口絵参照
A：視床前核　Amy：扁桃体　Cin：帯状回
Hip：海馬　MB：乳頭体　PM：視床背内側核

極→扁桃体（カラー図 3-18 の青矢印）で，扁桃体を中心とした回路である。
HM と NA の病巣は，これらの回路の構造物を含んでいる。

　記憶に関連する他の脳部位として，前脳基底部がある（図 3-19：カラー
口絵参照；佐藤，2012）。前脳基底部は，マイネルト基底核，ブローカ対角
帯，内側中隔核からなっており，ともにアセチルコリン（ACh）神経の起
始核である。マイネルト基底核からの ACh 線維は大脳の新皮質と扁桃体
に，内側中隔核とブローカ対角帯からの線維は海馬に投射している。アル
ツハイマー病ではこれらの起始核が脱落していることから，記憶との関わ
りが明らかになった。

4. 記憶の分類

　記憶の分類として，時間軸による分類と，内容による分類がある。

(1) 時間軸による分類

　記憶の脳内過程として，記銘（encoding），保持（storage），想起（retrieval）
がある。時間軸による分類では，現在から見たある事象が保持されている
長さ，あるいは発症時点を中心として記憶障害の及ぶ時間により分けられ

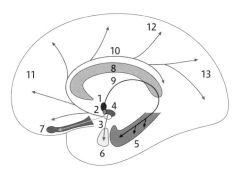

● 図3-19　前脳基底部からのアセチルコリン線維の
　　投射
　→カラー口絵参照
【前脳基底部】
1：内側中隔核　2,3：ブローカ対角帯
4：マイネルト基底核　5：海馬　6：扁桃体
7：嗅神経　8：脳梁　9：脳弓　10：帯状回
11：前頭葉　12：頭頂葉　13：後頭葉

る（図 3-20）。遠隔記憶（remote memory）は，数週から何十年にも及ぶ，ほ
ぼ永久的に保持される記憶で，容量は無限大である。近時記憶（recent
memory）は数日から数時間，即時記憶（immediate memory）は数十秒以内
の記憶を表す。近時記憶は，健常人でも急速に忘却が進む記憶であり，記
憶障害の患者ではさらに顕著となる。即時記憶には容量制限があり，数列
や無意味な文字列ならばほぼ 7 個（± 2）である。この特性はマジカルナ
ンバー 7 と言われ（Miller, 1956），記憶障害の患者でも保たれることが多い。
心理学では，即時記憶を短期記憶（short-term memory），近時記憶と遠隔記
憶を合わせて長期記憶（long-term memory）と呼ぶ。

　前記の記憶はすべて，過去の事柄に関する記憶である。しかし，われわ
れの日常生活では「この原稿の締め切りは 3 月末だ」というように，未来
に起こる事象について覚えていることが求められる。これを展望記憶
（prospective memory）という。未来に起こる事象についての知識・情報を
保持し続けるという意味で，記憶の一種と解釈される。

　神経心理学では，脳損傷や発症を起点とした時間的流れにより，記憶障

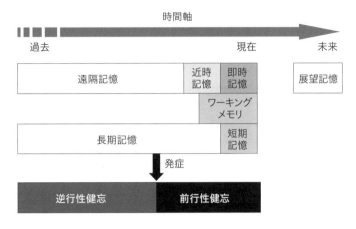

⊕図 3-20　時間軸から見た記憶の分類

害を分類することがある。前向性健忘は受傷以降に生じた出来事を記憶できなくなること，逆行性健忘は受傷前の出来事を想起できなくなることを表す。記憶障害の患者は一般に両者を合併している。逆行性健忘の及ぶ時間的幅は，数分にとどまることもあれば数十年にも及ぶこともあり，症例により異なる。受傷に近い出来事ほど忘却されやすく，遠いものほど保たれる傾向がある。これを記憶の時間的勾配と呼び，HM にも見られている。

(2) 内容による分類

　内容による記憶の分類も様々なものがある（図 3-21）。自分の経験として思い出すことのできる記憶を顕在記憶（explicit memory），そうでないものを潜在記憶（implicit memory）と呼ぶ。エピソード記憶（episodic memory）とは，特定の時と場所で学習された記憶で，いつ，どこで，何をしたか・何があったかという個人史・社会的記憶のことである。その記憶や知識を有していることを本人が意識し，意図的にアクセスすることができるため，顕在記憶に属する。意味記憶（semantic memory）は，単語や数字，物事の概念など一般的な知識に関する記憶である。エピソード記憶は「覚えている」という状態であるのに対し，意味記憶は「知っている」という表現に

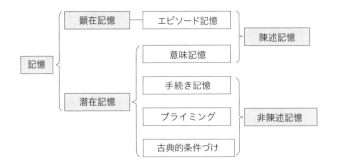

🔶図3-21　内容による記憶の分類

　相当する。エピソード記憶と意味記憶は,本人が何らかの形で言葉やイメージで表すことができるため,両者を合わせて陳述記憶（declarative memory；宣言的記憶とも言う）と呼ぶ。手続き記憶（procedural memory）は,いわゆる技能に該当する記憶で,「体で覚えている」とたとえられるものである。プライミング（priming）とは,ある課題の遂行がその後に行われる類似の課題の遂行に促進効果をもつという,心理学実験上の事象を表す。最も単純な例は,「あきたけん」という言葉を見せた後に「あ〇〇けん」の〇〇に語を入れる課題を行うと,「あきたけん」という返答が「あいちけん」よりも有意に多くなる。プライミングの効果は一般に2時間で消失する。古典的条件づけ（classical conditioning）とは,パブロフの犬に代表される記憶に基づく生理反応である。手続き記憶,プライミング,古典的条件づけは,言葉やイメージで表すことができないため非陳述記憶（non-declarative memory；非宣言的記憶）と呼ばれる。またこれら3つと意味記憶は,それらを有していることを本人は自覚できないため潜在記憶に属している。

　健忘患者では一般に,エピソード記憶の障害が目立つが,潜在記憶の障害は目立たない。特に手続き記憶は,重度の健忘患者でも保たれている。神経変性疾患の中には,初期に意味記憶だけが顕著に障害されることがあり,意味性認知症（semantic dementia）と総称される。手続き記憶には,小脳や大脳基底核が関与しており,パーキンソン病や脊髄小脳変性症,ハンチン

第4節　健忘症

53

トン病などで低下すると言われている。

第 5 節　前頭葉機能障害

　サルとヒトの脳を比べたとき，最も大きさの異なるのが前頭葉である。そのため，比較解剖学の立場から，人格や精神は前頭葉に宿るのではないか，と考えられてきた。その予想が正しかったのを医学的に証明したのが，1人の青年に起こった不幸な事故である。

1. フィネアス・ゲージの物語

　フィネアス・ゲージ（Gage, P.　1823 〜 1860；図 3-22）は，アメリカのバーモンド州のカヴェンディッシュという町の鉄道建築技術者であった。学歴は人並みだが，勤勉で責任感がありエネルギッシュで，部下や同僚からも尊敬され，若いのに現場監督を任されていた。1848 年 9 月のある日，25 歳のゲージは巨岩に発破をかける作業を行っていた。当時の発破は，まず岩の中心部に向かってトンネルのような穴を開け，そこに火薬の粉を入れ，布や砂でトンネルに詰め物をした後に，細長い鉄の棒でその詰め物を押して火薬を岩の中心部に押し込んでいく。最後に導線を引っ張ってきてスイッチを入れて爆破していた。ゲージにとってもやり慣れた作業であったが，魔が差したのか，その日に限って布の詰め物を入れ忘れ，鉄棒で直接トンネルを突いてしまった。鉄棒が岩とぶつかり火花が生じ，それが火薬に引火して爆発，トンネルに入っていた鉄棒がミサイルのように飛んできて，ゲージの顎から入り，左目を潰して前頭部から抜け出た。ゲージはすぐに町の病院に運ばれ，ハーロウ医師（Harlow, J. M.　1819 〜 1907；図 3-23）の治療を受けることになった。ハーロウによると病院に到着したときゲージは，台車から自分で降りて病院の入り口から歩いて建物に入り，事故の経緯を自分で説明できた。このことからゲージには麻痺や失語，記憶障害はなかったことがわかる。抗生物質のない当時，このような大けがではほとんどの患者は感染症で亡くなったが，ゲージは奇跡的に一命を取り

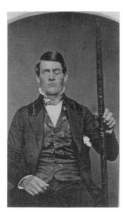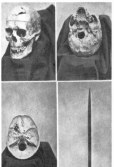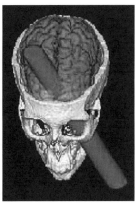

⊕図3-22　ゲージ F.　1823–1860◆8

左：脳損傷の原因となった鉄の棒を持つ生前のゲージ。中：ハーロウ医師が墓から掘り返したゲージの頭蓋骨と鉄棒。右：近年になってコンピュータで作成したゲージの脳損傷の予想図。

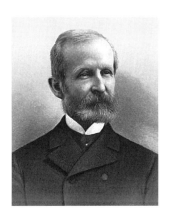

⊕図3-23　ハーロウ J. M.
　　　　1819–1907◆9

アメリカの内科医。ゲージの治療にあたり，死後のゲージの頭蓋骨
の傷跡を通して前頭葉と人格との関係を考察した。

留めた。麻痺や失語，記憶障害，知能障害もなく，左目こそ失ったが一見ゲージは元通りに回復したように見えた。しかし，唯一失われたものがあった。それが人格である。事故の前は尊敬と信頼に足る人物であったのが，事故後は気まぐれで礼儀知らず，冒涜的なことを平気で口にし，頑固で移り気で子どもっぽく，自分の欲求を抑えることができなくなっていた。周りの人は「ゲージはもはやゲージではない」と言った。

　現場監督もできなくなったゲージは町を出て職を転々とし，一時期は南米のチリでも仕事をしたが，1859年に母や妹がいるサンフランシスコに移ってきた。その頃から体調が芳しくなかったようである。1860年2月，ゲージはてんかん発作を起こした。そして同年5月21日ゲージは37歳の生涯を閉じた。事故から12年後であった。

　6年後の1866年，カヴェンディッシュ町の医師でゲージの元主治医のハーロウは，風の便りでゲージがサンフランシスコで死亡したことを知った。ハーロウは怪我がもたらしたゲージの変化が，ずっと心に引っかかっていた。ハーロウはゲージの家族に依頼し，遺体を掘り起こし頭部と鉄棒をハーロウの元に送ってもらった。ハーロウはゲージの頭蓋骨を調べ，鉄棒が破壊したのはゲージの前頭葉であることを確認し，ゲージの人格が変わったのは前頭葉の障害による，言い換えると前頭葉は人格に関与する，と結論した（Harlow, 1869）。

　その後の研究で前頭葉は，注意や後述する実行機能など，脳に入ってきた情報をもとに，効率的かつ最善の行動を取るように命令する，いわば司令塔のはたらきをしていることがわかった。

2. 前頭葉の機能解剖

　前頭葉機能障害は一般に，穹窿部，眼窩面，内側面の障害に大別される（図3-24）。穹窿部は，上・中・下前頭回の前部，ブロードマンの9，10，11，46，47野を含み，外側前頭前皮質（lateral prefrontal cortex: LPFC）と呼ばれる（図3-24A）。穹窿部の障害では，自発性の低下や，実行機能障害が見られる。実行機能（executive function；遂行機能とも言う）は，①目標設定

（goal formulation），②計画立案（planning），③目標に向けての計画の実行（carrying out goal-directed activities），④効果的行動（effective performance）という4つの要素からなり，俗に言う段取りや手際に相当する。実行機能障害を有する患者は，知能や記憶に問題がないにもかかわらず，仕事や生活場面で多大な障害を来す。眼窩面は，ブロードマンの11，13，14野にあたり，眼窩前頭皮質（orbitofrontal cortex: OFC）と呼ばれる（図3-24C）。この部位の障害では脱抑制が生じたり，感情の起伏が激しくなる。内側面は，前部帯状回（anterior cingulated cortex: ACC）を含むブロードマン24, 25, 32野からなり，内側前頭前皮質（medial prefrontal cortex: MPFC）と呼ばれる（図3-24B）。LPFCに源を発する命令は，ACCを通ってアウトプットされる（佐藤，2012）。すなわち，LPFCで意思決定がなされ，ACCでmotor responseの選択，準備が行われると考えられている（図3-25）。補足運動野

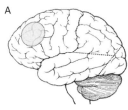

外側前頭皮質 (lateral prefrontal cortex：LPFC)
（ブロードマン 9, 10, 11, 46, 47 野）
・実行機能
・意思決定

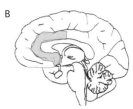

内側前頭皮質 (medial prefrontal cortex：MPFC)
（ブロードマン 24, 25, 32 野）
・前部帯状回 (anterior cingulate cortex:
　ACC) を含む←LPFC からインプット
・"意図から運動への変換"

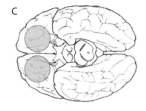

眼窩前頭皮質 (orbitofrontal cortex：OFC)
（ブロードマン 11, 13, 14 野）
・脱抑制, 興奮, 焦燥
・感情鈍麻, 多幸, 無関心

⊕図3-24　前頭葉の機能解剖

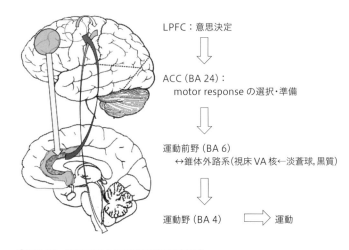

LPFC：意思決定

⬇

ACC（BA 24）：
　motor response の選択・準備

⬇

運動前野（BA 6）
　↔錐体外路系（視床 VA 核←淡蒼球, 黒質）

⬇

運動野（BA 4）　⟹　運動

⬆図3-25　意思決定から運動に至る脳内経路

（supplementary motor area: SMA）は，ブロードマンの 6 野の一部を含み，前部の前補足運動野（pre-SMA または rostral SMA）と後部のいわゆる SMA（SMA proper または caudal SMA）に分けられる。SMA は体性感覚野から入力を受け，1 次運動野に投射するだけでなく，脊髄にも直接出力する。SMA は，前方から後方にかけて 1 次運動野ほどではないが顔，上肢，下肢の順に体部位局在（somatotopy）を有しており，運動の出力自体や準備，計画に関与する。一方，pre-SMA は，LPFC や頭頂連合野から入力を受け，予定していた動作の切り替え時や，順番の情報，動作開始までの時間の制御の際に，活動が見られる。

第 6 節　構成障害

　これまで述べてきた障害が，特定の患者の症候をもとに記載されたのに対し，構成障害は医師による多数例の観察から導き出された。1934 年ドイツの脳神経内科医でウェルニッケの弟子でもあったクライスト（Kleist, K. 1879 ～ 1960；図 3-26）は，知能低下や失行などがないにもかかわらず模写

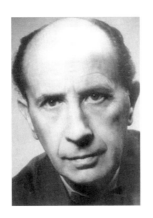

⬆図3-26　クライスト K.
1879–1960◆10

ドイツの神経心理学者，精神科医。ウェルニッケの弟子。第一次世界大戦で頭部に銃創を負った患者を詳細に観察することにより，ヒトの認知機能に関する多くの研究を発表した。

などで空間的な形が崩れる症候を構成失行（constructional apraxia）と記載した。われわれの世界は3次元でできている。しかし，網膜に移る像は2次元である。この平面像を3次元像に変換しているのが頭頂葉で，それが障害されたのが構成失行である。ただし，失行という用語は行為の障害を表す用語であり，2次元像を3次元像に変換することの障害は失行の概念とは一致しない。したがって近年では構成障害（constructional disability）と呼ばれることも多い。

　構成障害の評価には一般に模写が用いられる。なかでも透視立方体（ネッカー立方体；Necker cube とも言う；図 3-27）の模写が頻用される。構成障害の評価は，うまく描けたかそうでないかでされることが多い。しかし，前述のように，模写には実行機能や注意なども関与し，完成形に問題がなくとも，描画過程に停滞や逡巡の見られる例がある。筆者らのグループは，透視立方体の模写過程をも評価対象とした新たな構成障害評価スケールである Mie Constructional Ability Scale（MCAS）を開発した（図 3-28；Satoh, Mori, Matsuda et al., 2016）。MCAS は A4 の片面・全 12 項目で描き方を評価する。

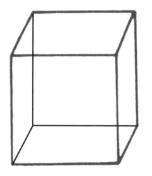

⬆図3-27　透視立方体（Necker cube）

得点が高いほど，構成障害が強い。描画に要した時間も測定する。われわれの研究によると，認知症の鑑別において，カットオフ値を得点 2/3 または所要時間 39/40 秒に置いたときに，感度 77.1％・特異度 70.4％になった。詳しくは論文（Satoh et al., 2016）を参照されたい。

第7節　半側空間無視

1. 半側空間無視の定義と症状

　頭頂葉の障害で起こる，もう1つの空間認知の障害が半側空間無視（unilateral spatial neglect: USN）である。半側空間無視はほとんどの場合，右頭頂葉の障害により左半分の空間が認識できなくなる。したがって，左半側空間無視と呼ばれることもある。アメリカの世界的に有名な神経心理学者であるハイルマンは，半側空間無視を次のように定義している。半側空間無視とは，大脳半球損傷例の反対側に呈示された刺激を**報告**したり，刺激に**反応**したり，与えられた刺激を**定位**することの障害である。半側空間無視は，右半球損傷例の急性期の約3分の1に見られる。半側空間無視を生じた患者にとっては，空間の左半分は存在しない。言い換えると右半分の空間だけで生きている。日常生活では，食事の際に皿の中の左側を食べ

書き順	チェック内容	はい	いいえ
1	最初に，正面か上の面を完成しなかった。	1	0
2	見本への重ね書き（close-in）がみられた。	1	0
3	立方体の外観を完成する前に，透視の奥の面に属するいずれかの辺を書いた。	1	0
4	タテの辺の長さが異なっていた（消して書き直した場合も含む）（注1）。	1	0
5	ヨコの辺の長さが異なっていた（消して書き直した場合も含む）（注2）。	1	0
6	複数の面にまたがる外周を書いた。	1	0
7	奥の辺が手前の辺と交わるところで迷い逡巡した（注3）。	1	0
8	最初から書き直し，1回の施行で完成できなかった（注4）。	1	0
9	書かれていない辺があった（辺の一部が未完成の場合も含む）。	1	0
10	明らかに頂点から外れているにもかかわらず,修正しなかった（特に右下部分）。	1	0
11	5秒以上の中断があった。	1	0
12	完成までに1分以上を要した。		
	合計点		/ 12
	所要時間	分	秒

正常な書き方

立方体を完成してから
内部の透視部分を描く

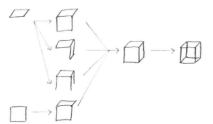

異常な書き方

立方体を完成する前に
透視部分を描く

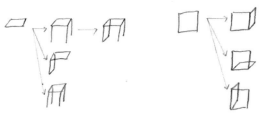

⊕図3-28 Mie Constructional Ability Scale（MCAS）

注1：右端の辺の長いことが多い。
注2：一番下の辺の長いことが多い。
注3：透視図形の奥の辺よりも前方の辺が前にあるがゆえに,交点で少し間を空けた場合は正常とする。
注4：評価には1回目の施行を用いる。

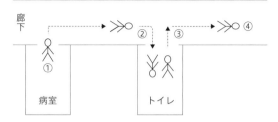

廊下

病室　　　　　　トイレ

⏷図3-29　半側空間無視の患者がトイレで迷子になる
①病室から出るときは，右側の空間は認知できるので，トイレ
　の方向に曲がることができる。
②トイレの入り口は，患者から見て右側にあるので，曲がって
　トイレに入ることができる。
③トイレから出ると，本当は左に曲がって戻らないといけない
　のが，患者にとっては右の空間しか認知できないので，右
　に曲がってしまう。
④病室と反対の方向へ歩いて行ってしまう。

残し，チャーハンだと山の右半分だけ食べ，左半分は残す。病院食のよう
にお盆の上に多くのお皿が並んでいる場合には，盆の右半分に載っている
分だけ食べ，左側に載っている皿には手をつけない。女性だと，顔の右側
だけを化粧して左半分は素顔のままでいたりする。また，左に曲がるべき
道に気づかずに直進し迷子になる。入院患者が廊下の右にあるトイレに
行って，帰ってくるときに左に曲がることができず部屋に帰れなくなる（図
3-29）。以上を外空間とすれば，半側空間無視は自らの体すなわち内空間に
対しても生じる。服を着るときに右袖だけに腕を通し，左袖はダラリとぶ
ら下げたまま外出したりする。

2.　半側空間無視の検査

　半側空間無視は，簡単な机上の検査で検出することができる。線分二等
分検査は，白紙に直線を横に引いたものを渡し，患者に真ん中に印をつけ
てもらう。このとき患者は，定規や指は用いず目測で真ん中を決めなけれ
ばならない。正常ではだいたい真ん中につけられるが，半側空間無視の患
者は左半分が認識できないため，印がずっと右寄りになる（図 3-30）。症

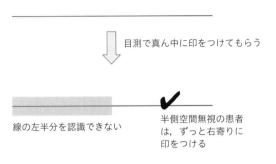

目測で真ん中に印をつけてもらう

線の左半分を認識できない

半側空間無視の患者は，ずっと右寄りに印をつける

⊕ 図3-30　線分二等分検査
症状の改善につれて，✔の位置が真ん中寄りになってくる。

状が改善してくるとそれにつれて，印も真ん中寄りになってくる。線分抹消検査は，紙の上にランダムに短い線分が散らばっており，患者はすべての線分に印をつけるように求められる（図 3-31）。半側空間無視の患者は通常，右上の線分から印をつけ始めるが，左側の線分は認識できないため，途中で終了する。線分は全部で 40 本あり，チェックをつけた本数により症状の変化を定量的に示すことができる。一番左下の線分が，一番最後まで見落とされる。他にも，図形模写課題などもある。神経心理学はよく「紙と鉛筆の学問」と言われるが，それが最もよく発揮されるのが半側空間無

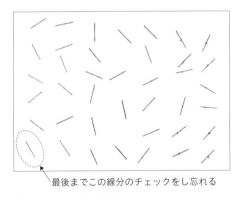

最後までこの線分のチェックをし忘れる

⊕ 図3-31　線分抹消検査

視の診断においてである。

▶ 第3章のまとめ ◀

　脳科学の歴史は，症例研究の歴史である。19世紀後半のブローカによるタン氏の報告に始まり，数十年間で神経心理学の3大徴候と言われる失語・失行・失認の概念は確立した。さらに，記憶や前頭葉機能障害，構成障害，半側空間無視など，患者の観察を通して認知機能と脳部位との関係が明らかになってきた。いわば，現在の脳科学は夥しい数の患者の不幸の上に成り立っていると言える。その状況を一変させたのが脳賦活化実験である。その脳賦活化実験も症例研究との関連なしでは議論できない。そのことについては，後の章で詳しく述べる。

注 ···

◆1　https://commons.wikimedia.org/wiki/File:Franz_Josef_Gall.jpg
◆2　https://commons.wikimedia.org/wiki/File:Paul_Broca.jpg
◆3　https://commons.wikimedia.org/wiki/File:C._Wernicke.jpg
◆4　https://commons.wikimedia.org/wiki/File:Liepmann.jpg
◆5　https://commons.wikimedia.org/wiki/File:Joseph_Jules_Dejerine.jpg
◆6　https://commons.wikimedia.org/wiki/File:Norman_Geschwind.jpg
◆7　https://en.wikipedia.org/wiki/File:Henry_Gustav_1.jpg#file
◆8　左　https://commons.wikimedia.org/wiki/File:Phineas_Gage_GageMillerPhoto2010-02-17_Unretouched_Color_Cropped.jpg
　　中　https://commons.wikimedia.org/wiki/File:JacksonJBS_A_descriptive_catalogue_of_the_Warren_Anatomical_Museum_1870_frontispiece_623x1024.jpg
　　右　https://commons.wikimedia.org/wiki/File:Phineas_Gage_CGI.jpg
◆9　https://commons.wikimedia.org/wiki/File:John-m-harlow.jpg
◆10　https://en.wikipedia.org/wiki/File:Karl_Kleist.jpg

第 4 章

症例研究が示すもの

第1節　局在

　前の章では，現在の認知神経科学の礎となった歴史的症例を紹介した。ガルの全体論に対しいずれの報告者も，脳の特定の部位に特定の認知機能が宿る，すなわち局在（localization）があると考えた。どちらかの大脳半球に機能が偏在していることは側性化（lateralization）と言う。側性化が見られる症状としては，左半球障害による失語症と右半球障害による半側空間無視があげられる。

　脳に局在があることは事実であるが，ある複雑な認知機能を特定の部位*だけ*がすべて担っているわけではない。例えば，ブローカ野は「話す」という行為に関与しているが，実際に発話行為として成立するためには，運動プログラムの組み立てや作動筋への指令，さらには自らの発話を聞いて正しいかどうかを判断するモニタリングなど，広範な脳領域が関わる作用が必要である。脳機能はネットワークが担っている。つまり，局在というのは，ある認知機能を司る神経ネットワークの中でも重要な脳部位，言い換えるとハブに該当する部位を示している。この局在とネットワークという考え方は，脳賦活化実験の結果の解釈の際に重要な意味をもつ。

第2節　箱と矢印のモデルと二重解離の法則

　脳内の情報処理は，ある処理を受けると次の段階で違う処理を受け，さらにそれがまた異なる処理を受けるという，コンピュータのフロー・チャートに似た「箱と矢印」の直列的な過程により行われると考える（…$\boxed{A}$→$\boxed{B}$→$\boxed{C}$→…）（図4-1）。つまり第2章で述べた，分割の規則により細分化された刺激の構成要素が，認知ピラミッドを登っていく過程で順に情報処理され，しかもそれぞれの処理段階は機能的・解剖学的に単離できると考える。ある脳内過程を見たとき，過去の知見から情報処理段階A，Bが障害されたときにそれぞれ症状a,bが生じることが知られていたとする。もし，

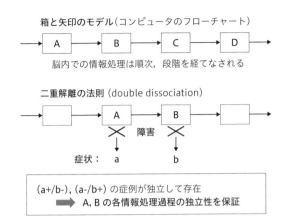

箱と矢印のモデル(コンピュータのフローチャート)

脳内での情報処理は順次，段階を経てなされる

二重解離の法則 (double dissociation)

症状：　　a　　　b

(a+/b-), (a-/b+) の症例が独立して存在
➡ A, B の各情報処理過程の独立性を保証

❶図 4-1　箱と矢印のモデルと二重解離の法則

症状 a を有しているが b のない患者 (a+／b-) と，反対に症状 a はないが b を呈する患者 (a-／b+) が別個に存在した場合，情報処理段階の A と B は脳内で独立して存在すると見なす。これを二重解離の法則 (double dissociation) と呼ぶ。ブローカが報告した「理解できるが話せない患者」と，ウェルニッケが報告した「話せるが理解できない患者」が好例である。ブローカに始まる症例研究では，箱と矢印のモデルにより示された認知機能の仮説を，詳細に調べられた複数の症例による二重解離の法則を通じて確かめるという作業の繰り返しにより，脳内の認知メカニズムを明らかにしてきた。

第3節　純粋例の重要性

　症例研究の際，複数の認知機能が障害されていると，それぞれの責任病巣を単離することは困難である (図 4-2)。例えば，ある患者が脳損傷の結果，失語と失行とを合併していたとき，病変のどこまでが失語，どこからが失行に関与しているかを峻別することは不可能である。認知機能とそれを司る脳部位との関係を調べるには，特定の認知機能のみが障害され他の

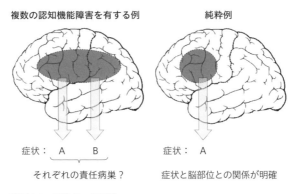

複数の認知機能障害を有する例　　　　純粋例

症状：　A　　B　　　　　　　症状：　A

それぞれの責任病巣？　　　　症状と脳部位との関係が明確

◆図4-2　純粋例の重要性

認知機能は保たれている症例，つまりある認知機能だけが選択的に障害されている症例が最も適している。これを純粋例（pure case）と言う。純粋例の存在は，その認知機能が少なくとも一部は独立した脳内ネットワークを有しており，その症例の病巣がそのネットワークのハブであることを意味する。繊細な認知機能の障害を呈する純粋例は，症例数自体が少ないだけでなく，その症候を的確に把握できる医師も少ない。神経心理学者は，認知機能と脳内ネットワークについての幅広い知識と的確な診断技術を有していなければならない。

第４節　見えない病巣を同定する

1970年代にCTが登場するまでは，責任病巣は患者が亡くなった後の剖検でのみ知ることができた。生存中は，様々な診察所見を通して，病変部位を類推した。現在はMRIにより，数ミリ以上の病変は画像で捉えることができる。では，病変部位の同定はMRIで十分かというとそうではない。脳卒中や脳腫瘍などはほぼ全例MRIで捉えられるかもしれない。しかし，変性疾患では，特に病気の初期はMRIでもまったく異常を示さない。変性疾患（degenerative diseases）とは，神経細胞が徐々に死滅していく原因不明

の疾患である。代表的なものとしてアルツハイマー病やパーキンソン病がある。アルツハイマー病は、記憶障害で発症し、海馬や進行すると脳全体が萎縮するが、画像で責任病巣を特定することはできない。同様に、パーキンソン病は通常の撮像法では MRI で形態上の変化を捉えることは不可能である。このようなとき、過去の症例研究に基づいて、それぞれの症例で侵されている神経ネットワークを推定することができる。このように、症例研究の中でも純粋例で得られた所見は、画像では示すことのできない病巣の同定を可能にする。

第 5 節　症例研究の重要性と限界

　症例研究の最大の強みは、その症例が実際に存在したという事実である。後に述べる脳賦活化実験は、コンピュータソフトによる産物である。言い換えると、コンピュータの中のバーチャルな世界に属する。コンピュータにより、認知課題を施行中の脳の代謝や血流を直接見ることができるようになったが、コンピュータソフトによる人の手が加わるほど、実態から遠ざかってしまう恐れがある。その点症例研究は、その症例の実在に基づいている。綿密に調べられた一例の報告が、何十例という被験者と多額の費用を費やして得られた脳賦活化実験の結果に匹敵することがしばしばある。症例研究と脳賦活化実験を有機的に統合して研究を進めていくことが重要である。

　症例研究の限界は、追試ができないことである。natural experiment と言われるように、研究者は症例が現れるのを待つほかない。脳梗塞や脳出血には好発部位があるが、同じ場所の梗塞・出血でも、それぞれの患者の背景因子（教育歴，年齢，高血圧などの基礎疾患の有無など）が異なるため，2 人として同じ症状の患者はいない。科学の正当性を「いつ・どこで・誰が行っても同じ結果が得られること」とするならば、症例研究はその成り立ちから科学にはなり得ないことになる。しかし、その症例の実在こそがヒトの認知機能と脳との関係を最も明確に示す。そのため、神経心理学者

はヒトの認知機能についての広範な知識と，何より患者の示す症状を受け止めるだけの網の大きさと目の細かさをもっていなければならない。

▸ 第４章のまとめ ◂

　症例研究は，脳機能を探る際の基礎である。その患者が実在したという事実は，何にも勝る説得力をもつ。なかでも，ある認知機能が選択的に障害された純粋例が，脳機能と脳部位との関連を最も明確に示す。実際の症例は，まったく同じものはないため，追試が不可能である。よく練られた症例研究は，それだけで新たな break through をつくり出すだけの力をもつ。

第5章

症例報告の仕方

第1節　症例報告の基本

　症例研究は，認知機能の研究の基礎であり，基本である。読み手が患者の姿を活き活きと思い描けるように記載されなければならない。かといって冗長になってもいけない。必要な情報は漏らさず，かつ簡潔・明快に書く必要がある。さらに近年では，個人情報保護の観点から，個人の特定に繋がり得るような情報は（たとえ報告の同意を患者から得ていたとしても）除かなければならない。以下の3点を症例報告の最初に記載し，読み手が求めているテーマ，内容であるかどうかの判断の目安とする。

　　タイトル：タイトルを見ただけである程度報告の内容がわかるものがよ
　　　い。「〜について」というタイトルをしばしば目にするが，漠然として
　　　いてあまり推奨されない。「○○の障害により□□を呈した一例」ある
　　　いは「○○により□□が改善した脳梗塞の一例」などのように限られ
　　　た字数に症例のエッセンスを詰め込む。
　　要旨：症例を数行で簡潔に要約する。患者の年齢，性別，利き手，教育
　　　歴などの基本情報，主訴と症状・主な検査のまとめ，結論とそこに至
　　　る論旨をまとめる。例外はあるが，要旨には一般に引用文献は示さな
　　　い。
　　はじめに：背景とテーマとなる疾患の一般的な定義を述べる。その疾患
　　　に関して既知の事柄と未知の事柄をそれぞれ述べ，症例報告で何を述
　　　べたいのか目的を簡潔に記す。雑誌によっては，レビュー的な記述を
　　　期待されることもあるので，投稿しようとする雑誌の特徴に沿うよう
　　　に記述する。

第2節　症例報告の実際

　以下に，症例報告の実際の書き方について例示する。

【症例】

①**基本情報**：年齢・性別・利き手・教育歴・職歴など

②**主訴**：主訴は患者の訴えをそのまま書き，専門用語は用いない。症状に対応する専門用語が複数あり，症例によりどれにあてはまるかわからないため誤解を招く可能性がある。例えば,「しゃべりにくい」という訴えの場合，構音障害・失語・発語失行など，また「右手足が動きにくい」場合は麻痺，失調，巧緻運動障害，失行など，複数の異なる症状が考えられる。

③**現病歴**：「5W1H」に沿って記載する。5W1H とは，いつ（when），どこで（where），誰が（who），何を（what），なぜ（why），どのように（how），という文章の基本的要素である。具体的な例をあげると,when は疾患の種類によって異なる。突発的に起こる急性病変（脳血管障害など）では「○時○分」，「○時頃」，「○日午前／午後」，「起床時」など，ある程度時間が特定できる。亜急性病変では「○月○日頃」など時間の幅はやや広くなる。一方，数か月以上かけて進行する神経変性疾患などでは「○年○月頃（年は西暦で書く）」,「○年頃」と記載する。where は発症した場所を示す。職場なのか，トイレなのか，ベッドで就寝中なのかによって，想起される疾患は異なってくる。who は年齢,性別，利き手（矯正の有無）などの基本情報で前述されている。what は症状の部位，またはどのような症状か，why は発症の契機，何をしていたときか，how は発症後の症状の経過を示す（表 5-1）。

④**既往歴**：西暦と疾患名を箇条書きする。原則として，報告する病態と関連のある既往歴を主に記載するが，入院を要した病気・怪我についてはすべて書く。

⑤**家族歴**：既往歴と同様，病態と関連のある家族歴を主に記載する。脳梗塞であれば，脳血管障害に加えて血管リスクである高血圧，脂質異常症，糖尿病など。遺伝性の疾患が疑われる場合には家族歴が特に重要であり，詳細に聴取して家系図（図 5-1）を記載する。

⑥**生活歴**：出身地，出生・発達歴，教育歴，職業歴，生活状況（同居家

⬇ 表 5-1　5W1H

5W1H	意味	例
いつ（when）	発症時間，時期	時間（急性），日（亜急性），月・年（慢性）
どこで（where）	発症した場所	自宅，職場，介護施設，車内，スーパー
誰が（who）	年齢，性別など	年齢，性別，利き手（矯正の有無）
何を（what）	症状，部位	左上下肢が動かない，しゃべりにくい
なぜ（why）	発症の契機・状況	仕事中，就寝時，環境の変化など
どのように（how）	発症後の経過	進行性，不変，改善，変動する

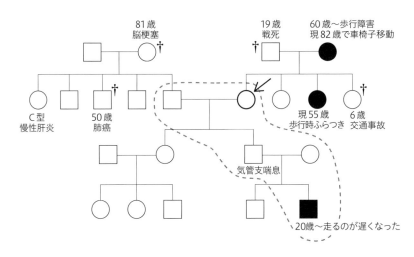

⬇ 図5-1　家系図の例

◯は女性，□は男性を表す。子どもは年齢が上の者から順に左から右に向かって配置する。矢印は今回の症例報告の対象例を指し，◎と書くこともある。黒塗りは患者と同じ疾患もしくは同様の症状を呈した人を表し，発症年齢や現在の年齢・状態などをごく簡単に書く。十字架は死亡した人で，死亡時年齢と主病名を小さく書き添える。同居人は点線で囲う。

族，ADL など），嗜好歴などを記載する。特に嗜好歴の飲酒歴・喫煙歴は重要である。最近では，サプリの使用の有無なども確認する。教育歴は，高次脳機能の正常範囲に差が出るため不可欠である。専門学

校は教育歴には含めず，必要があるときには書き添える。また職業歴は，疾患と直接関連がない場合でも患者の生活背景を知る上で欠かせない情報である。

⑦ **身体・神経学的所見**：何をテーマとした報告かによって記載の重点が変わる。今回のテーマに関連する陽性所見を漏らさず記載するとともに，重要な陰性所見についても記載する。高次脳機能について述べる場合には，最初から専門用語を出さず，できる限り所見を具体的に述べることが望ましい。例えば，「失行が見られた」と書くのではなく，どのような動作の際にどのような動きが見られたのか，随意運動と不随意運動とでどのような違いが見られたのかなどについて記載する（表5-2）。また，見かけ上の高次脳機能はより下位の機能の影響を受けるため，下位機能に異常がないかどうかを述べることが重要である。例えば「失行」の場合，①筋力低下，失調，錐体外路症状などの運動障害，②深部感覚，複合感覚の障害，視覚障害，③失語による理解障害，④同時失認，視覚性失調など対象の認知障害，視空間障害などがないか，あってもごく軽度のときに初めて高次脳機能の障害としての「失行」と呼ぶことができる。また「失語」の場合，意識障害・構音障害・認知機能障害などがないことが前提である。これらの下位機能に異常がない場合に初めて「失行がある」「失語がある」と言うことができる。

⏷ 表 5-2　記載すべき神経学的所見（失行の場合）

系統	内容
脳神経	視覚障害・難聴の有無 他の高次脳機能障害（失語，失認，視覚性失調，視空間障害など）
運動	両上肢の筋力，固縮の有無
感覚	感覚障害の有無
協調運動	巧緻運動，失調の有無

⑧**検査結果**：一般的な検査と，その症例ならではの検査を記載する。

一般的検査には，検体検査として血液検査や尿検査，生理検査として心電図，胸部レントゲン，エコー（頸動脈エコー・心臓エコー），呼吸機能，画像検査として CT・MRI，一般的な神経心理検査などがある。脳 CT・MRI では，アトラスと対比させながら病巣を正確に同定する。これらのうちテーマに必要な項目を述べ，症例によってさらに追加する検査を選択する。認知機能障害の場合は脳波，脳血流シンチ，髄液検査（脳炎・脳症の鑑別，アミロイド β などの髄液マーカー），また treatable dementia の鑑別として甲状腺機能やビタミン値の測定，脳波を行う場合がある。パーキンソン症候群があればドパミントランスポーターシンチ・MIBG 心筋シンチ，言語障害では脳血流シンチの他，詳細な構音機能検査，言語機能検査を行う必要がある。また，症例によっては電気生理検査（神経伝導検査，体性感覚誘発電位，針筋電図など）を追加することもある。

重要なのは，症例報告の論旨にとって必要十分な検査結果を記載することである。検査所見の記載は冗長に陥りやすく，簡潔さも求められる。そのためには，記載が不可欠な所見と，割愛可能な所見を正しく見分ける必要がある。間違えても，検査結果報告書のコピペで済ませてはいけない。

⑨**考察**：症例のテーマとなる病態に関し，既報告をあげて一般概念を述べる。そして，本症例の身体所見・神経学的所見から導き出される障害部位と症状，検査所見との対応を説明し，神経ネットワークの中でどのような構造になっているかを述べる。その上で，本症例が既報告と共通する点と相違点（本症例の新しい点。ノイエス：Neues と呼ぶ）の両方を述べる。記載においては，重要な点を各段落の最初で簡潔に述べるとわかりやすい。すなわち，国語の作文で言われる起承転結ではなく，最初に結をもってきてその後に起承転を書く。これは特に英語論文のときに必須である。

身体・神経学的所見の欄でも述べたが，高次脳機能障害について記載

する際には下位機能や他の高次脳機能に異常がないかどうかを述べることが重要である。例えば発語失行の場合,「発語失行が見られた」とのみ記載するのは悪い例で,「音の歪みが見られたが,構音の誤りには一貫性がなく変動し,構音器官には問題はなかった。また失語の要素は認めず,発語失行と考えられた」などと用語を用いる裏づけを記載しなければならない。

最後に,上記の考察の他に考えられる可能性や,本症例の限界についても述べる。

⑩**結論**：本症例から得られた新しい知見を簡潔に述べ,本症例の臨床的意義,今後の研究にどのように役立つかを示す。

⑪**図表**：本文中のデータを簡潔にまとめて視覚的に理解しやすい形で提示する。図表はそれだけで独立して理解可能でなければならず,図表中で用いられている略語については,図表の下にアルファベット順にフルスペルを示す。以前は,図表で示されていることと本文で記載されている内容の重複は避けるように言われてきたが,電子化が進み論文の長さが以前ほど問題にならなくなった現在では,読者の理解を助けるためならポイントとなる結果は本文と図表の両方で提示してもよい。

⑫**引用文献**：雑誌によって微妙に書き方が異なるので,投稿誌の指示にしたがう。

症例報告は,できるだけ短い記載で,必要十分な内容が読者に伝わることが求められる。理想は,タイトルと図表をみれば内容が理解できるとよい。紙面の字数制限に入れ込むには,症例の本流から外れる所見について取捨選択が必要な場合もある。それもまた,報告者の知識とセンスが試される点である。

▸ 第5章のまとめ ◂

　症例報告は，一定の形式を有する。大事なのは，患者の訴えをそのまま
書き，読み手が患者の様子を活き活きと思い描けるような表現をすること
である。字数や紙面の制限から，すべての所見を表記できないこともある。
その場合は，主たるテーマと関係のないものは簡略化するが，そのときの
取捨選択にも報告者の知識とセンスが問われる。簡にして要を得ることが
大切である。

第6章

群研究

第1節　群研究とは

　症例研究がたまたま遭遇した一例の所見の上に成り立っているのに対し，群研究は似たような病巣あるいは所見を呈する患者を多数例集めて，認知機能と脳部位との関係を探る。例えばAという症状を呈する患者の脳の病変を多数例で重ね合わせたら，最も多数の病変が重なった部位がAの責任病巣と解釈する（図6-1）。純粋例がなかなか存在しないような稀な症候について調べるのに威力を発揮する。症例研究で問題となった個人差は多数例を重ね合わせることにより相殺される一方で，しばしば重要な所見を孕んでいる極端な症例が排除されやすいことが短所である。また血管支配から，その症候を起こす脳部位を灌流する血管の閉塞に伴って障害される脳部位が誤って責任病巣とされる恐れもある。

第2節　群研究を行う上で留意すべき点

　群研究では多数例を集めて，正常群と統計学的に比較してp値が5%未満なら有意差があると見なす。それ自体は間違いではないが，p値の意味

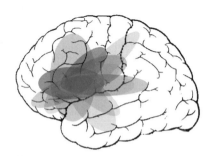

❶図6-1　群研究の例

「話す」ことの障害を呈した症例の病巣を多数重ね合わせると，ブローカ野とその周辺が共通して含まれるのがわかる。

することを間違って解釈すると，間違いに間違いを重ねた議論に陥る恐れ
がある。どんな症候も多数例について評価すれば，必ず正規分布をして，2
標準偏差以上離れた群が現れる（図6-2）。しかし，それが症候として意味
があるか，意味のある診断名を付与するに値するかは，まったく別である。
例えば，徒競走やボール投げ，あるいはお絵描きを多数の被験者に行うと，
成績は正規分布をして平均値と標準偏差が得られる。それでは，2標準偏
差以上に成績が不良であった被験者を，「先天性徒競走障害」「先天性ボー
ル投げ障害」「先天性お絵描き障害」と診断することが正しいか，というこ
とである。もし，この手法が正しいならば，あらゆる所見・症状について
「先天性○○障害」という診断を下すことが可能となる。これは，臨床家の
感覚からはかけ離れている。p値と標準偏差は，能力の分布の多様性を示
しているのであって，それ以上でも以下でもない。先天性失読（dyslexia）
という症候が存在するが，それは通常の学校教育を受けていれば当然身に
つくはずの読字の能力が身につかず，しかもその他の能力は他の人と同程
度に獲得できているという，かなり限定された対象のみに下される診断名
である。先天性失読は，それぞれの患者に対して診断が可能で，決して多
数例の平均値からの外れ方で診断されているわけではない。群研究とp値
は有効な手段ではあるが，当然のことながら万能ではないことを心に留め
ておかねばならない。

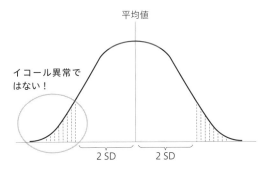

🔴 図6-2　多数例に課題を施行したときの成績の分布

　まとめると，群研究が示すものは全体としての傾向であり，眼の前の症例についてそれがあてはまるかどうかは別問題である。全体の傾向を知ることは，診断の枠組みを得るために有意義であり必要である。しかし，眼の前の症例の所見が異常であるか否かは，病歴や実生活での支障の有無などを勘案して慎重に決められなければならない。

▶ 第6章のまとめ ◀

　群研究は，純粋例が見られないような稀な症候を調べるのに適している。結果の解釈は，先行研究や血管支配などを参照しつつ行われなければならない。同時に，有意差がないとして埋もれてしまったものの中に意味のあるものがないか，常に注意する必要がある。

第7章

脳賦活化実験

第1節　初心者が陥りがちな失敗

　本節では，脳賦活化実験を中心に，各種の脳画像解析を取り上げる。初学者が研究を失敗しないために，臨床研究と基礎研究での使い方の違い，原理と方法論，そして結果の解釈などについて見ていきたい。

　脳画像は，形態画像と機能画像に分けることができる（表7-1）。また時間分解能，空間分解能，侵襲性に違いがある（図7-1，表7-2）。脳賦活化実験では，機能画像が重要である。しかし，機能画像は一般的に画素数が少なく，空気などが近接する部位にノイズが多い。そのため，課題によって賦活した脳領域を特定するために同一参加者の形態画像を同時に撮像する場合が多い。

　臨床研究において，形態画像には，脳の萎縮や脳梗塞・脳出血など，脳の形状を調べる撮像方法として，CT（computed tomography：コンピュータ断層撮影）や，MRI（magnetic resonance imaging：磁気共鳴画像）がある。機能画像には，脳血流や代謝など，脳内の活動を調べる撮像方法として，脳波（electroencephalogram: EEG），SPECT（single photon emission computed

●表7-1　形態画像と機能画像

	形態画像	機能画像
臨床	CT MRI	EEG SPECT PET
基礎研究	MRI	fMRI MEG NIRS PET

CT: computed tomography　MRI: magnetic resonance imaging　EEG: electroencephalogram　SPECT: single photon emission computed tomography　PET: positron emission tomography　fMRI: functional magnetic resonance imaging　MEG: magnetoencephalography　NIRS: near-infrared spectroscopy

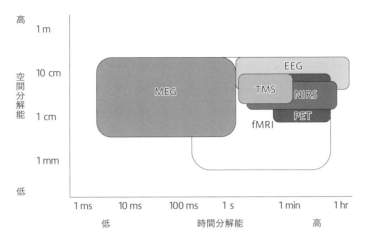

● 図7-1 　時間分解能，空間分解能（大串・桑野・難波, 2020を改変）

● 表 7-2 　各機器の時間分解能，空間分解能，侵襲性

計測方法	計測対象	空間分解能	時間分解能	侵襲性	長所	短所
CT	形態		N/A	被曝	高空間分解能	高侵襲性
MRI	形態，神経活動に伴う血行動態(fMRI)	$3 \sim 5mm$	$4 \sim 5$ 秒	なし	高空間分解能	低時間分解能
EEG	神経活動(電位)	$30 \sim 40mm$	10^{-3} 秒	なし	高時間分解能，低コスト	低空間分解能
SPECT	脳血流量	$10 \sim 15mm$	N/A	被曝	検査可能な施設数が多い	高侵襲性
PET	脳血流量，酸素消費，糖消費	$5 \sim 10mm$	N/A	被曝	様々な脳消費物質を画像化	高侵襲性
MEG	神経活動(磁場)	$5 \sim 7mm$	$10^{-4} \sim 10^{-3}$ 秒	なし	高時間分解能，高空間分解能	深部での低感度
NIRS	神経活動に伴う血行動態	$20mm$	$4 \sim 5$ 秒	なし	低拘束性	低時間分解能，低空間分解能

N/A: not applicable

tomography：単一光子放射断層撮影），PET（positron emission tomography：陽電子放射断層撮影）がある。

　基礎研究において，形態画像として，CT はほとんど使われず，MRI が主として使われる。機能画像には，fMRI（機能的 MRI），PET，脳磁図（magnetoencephalography: MEG），近赤外線スペクトロスコピー（near-infrared spectroscopy: NIRS）などがある。

　神経疾患などの患者を対象とした場合，PET は酸素消費量などの様々な代謝系情報を画像化することができ，ニューロンの活動を最もダイレクトに反映する（図 7-2）。しかし，SPECT と同様に放射性薬剤を体内に投与するため，研究目的のためだけに使用することは難しい。脳磁図は限られた

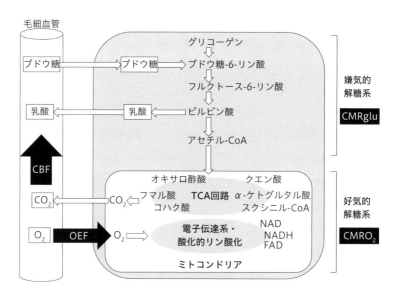

⊕ 図7-2　脳循環代謝の模式図（長田，1999を改変）

　脳エネルギー代謝は，嫌気的解糖系と好気的解糖系に分けられる。SPECT や fMRI で測定可能なのは脳循環の指標である CBF であるが，PET ではそれに加え，様々な標識薬剤を用いることにより OEF，CMRglu，CMRO2 などの代謝機能をも測定できる。このように，PET は神経細胞の活動に伴う代謝に直結したパラメータを表すことができる。

CBF: cerebral blood flow　CMRglu: cerebral metabolic rate of glucose（CMRglc とも書く）　CMRO2: cerebral metabolic rate of oxygen　OEF: exygen extraction factor

施設しか保有しておらず，近赤外線スペクトロスコピーは臨床での有用性は定まっていない。脳波は臨床で広く用いられ特にてんかんの診断に必須であるが，脳賦活化実験に用いられることは稀である。その点fMRIは，多くの医療機関等にすでにある装置をそのまま用いることができ，撮像法や解析法も後に述べるようにほぼ確立している。次節ではMRIを中心に取り上げる。

第2節　原理と方法論

　CTと比べたMRIのメリットは，①磁気を用いて撮像するため，被爆しない，②空間分解能がよい，③造影がなくとも，パラメータ変更により血管走行・血流などを画像化できる，④任意の切断面の画像が得られるなどがある。一方デメリットは，①体内のボルトやペースメーカーなどの磁性体のため検査ができない場合がある，②撮像音が大きい，③撮像時間が長い，④CTに比べて高価であるなどである。

　MRIは，撮像パラメータを変えることで形態画像，機能画像ともに撮像することができる。また，放射線被曝がないため，連続的に長時間のデータ収集が可能であり，同一参加者で繰り返し撮像を行うことができる。MRIは，空間，時間的に一定である静磁場内に置かれた人体に電磁波を照射し，磁場中に置かれた原子核が電磁波を吸収する現象である核磁気共鳴を起こす。その後人体よりMR信号として検出される信号から，単位体積あたりに含まれる水素原子核の密度と，縦緩和（T1）や横緩和（T2）などの状態を，繰り返し時間（repetition time: TR）やエコー時間（echo time: TE）等の値を調整して画像化する。

　以下，MRIの原理について簡単に述べる。

　原子を構成する陽子や中性子の数が，一方あるいは両方が奇数となっている原子は，^{1}H，^{23}Naのように左肩に小さな数字をつけて表される。これらの原子核は磁気双極子を形成しており，このように電荷をもった原子核が回転（スピン）すると，あたかも小さな棒磁石のように振る舞い，微小

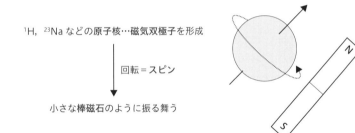

^{1}H, ^{23}Na などの原子核…磁気双極子を形成

回転＝スピン

小さな棒磁石のように振る舞う

🔼 **図7-3　MRIの原理（1）**
^{1}H原子核の回転と微小な磁場の生成。

な磁場が生じる（図7-3）。回転（スピン）の角速度と等しい周波数の高周波励起磁場を，静磁場と垂直な方向から加えると，組織中の ^{1}H は原子核レベルで共鳴現象を起こし，各スピンは同期して，位相が揃った状態で回転し，横磁場が発生する。そして，高周波励起磁場を加えるのを止めると元のスピン運動に戻る。これを緩和といい，これらの一連の現象を核磁気共鳴現象（nuclear magnetic resonance phenomenon：NMR 現象）と呼ぶ（図7-4）。緩和には，縦緩和と横緩和の2種類がある（図7-5）。高周波励起磁場により生じた横磁場が静磁場の方向に徐々に回復していくことを縦緩和，

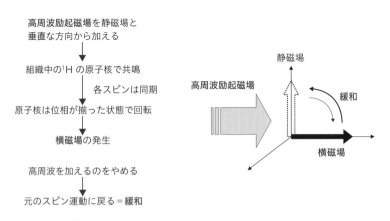

高周波励起磁場を静磁場と
垂直な方向から加える

組織中の^{1}H の原子核で共鳴

各スピンは同期

原子核は位相が揃った状態で回転

横磁場の発生

高周波を加えるのをやめる

元のスピン運動に戻る＝緩和

静磁場

高周波励起磁場

緩和

横磁場

🔼 **図7-4　核磁気共鳴現象（NMR現象）**

横方向に揃っていた磁場が元のバラバラな状態に戻り，磁化を示さなくなることを横緩和という。高周波励起磁場をバルス状に与え，その強さや時間を変えると，緩和の起こり方が変わり，結果として画像が変わる。これを利用して画像をつくり出したのが MRI である（図 7-6）。

臨床でよく使われる撮像方法は，T1 強調画像，T2 強調画像，FLAIR（fluid attenuated inversion recovery）画像，拡散強調画像である（図 7-7）。それぞれ特徴を以下に述べる（詳細は他誌を参照）◆1。

T1 強調画像は，脂肪を高信号（白く），水を低信号（黒く）に描出する。T2 強調画像はその反対に，脂肪を低信号，水を高信号に描出する。FLAIR 画像は，水を抑制した T2 強調画像であり，脳室周囲や白質病変，陳旧性病変などの抽出に優れている。拡散強調画像は，水分子の拡散運動を画像化し，超急性期の脳梗塞など拡散が低下した領域が高信号として描出される。

MRI の形態画像解析には，上述した T1 強調画像，T2 強調画像，FLAIR 画像，拡散強調画像以外に VBM（voxel based morphometry：画素に基づい

縦緩和：巨視的磁化が静磁場の方向に徐々に回復していくこと

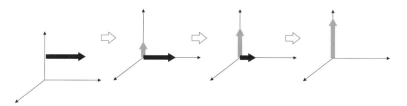

横緩和：横方向に揃っていた磁場がもとのばらばらに戻り，磁化を示さなくなること

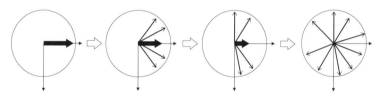

🔼 図7-5　2種類の緩和：縦緩和と横緩和

パルス状の高周波励起磁場→強さ・時間を変える
→緩和の起こり方が変わる→画像が変わる

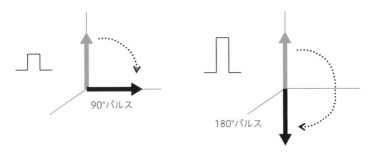

90°パルス

180°パルス

↟図7-6　MRI の撮像法

　パルスの強さを強く／時間を長くするとスピンの倒れ方が大きくなる。適当な条件を選ぶと90°だけ倒れる。これを90°パルスという。2倍の強さのパルスを加えたら180°パルスとなる。

T1 強調画像　　　　T2 強調画像

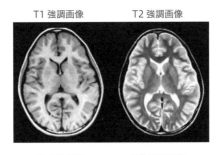

FLAIR 画像　　　　拡散強調画像

**↟ 図 7-7　T1 強調画像, T2 強調画像, FLAIR 画像,
拡散強調画像[2]**

た脳形態計測）や DTI（diffusion tensor imaging：拡散テンソル画像，神経線維束の描出画像）があり，機能画像解析には後述する fMRI や rs-fMRI（resting-state fMRI：安静時 fMRI）に加え，ASL（arterial spin labeling：MRI 装置を用いた血流画像）などがある。

　MRI の画像フォーマットとしては，DICOM（digital imaging and communication in medicine），Analyze，NIfTI（the neuroimaging informatics technology initiative）などがある。DICOM は，医用画像の共通フォーマットであり，機器が異なる場合でも画像を見ることができることから，医療現場で頻用される。Analyze は画素情報を記録するデータファイル（.img）と，画像の原点情報やサイズのメタ情報を記録するヘッダーファイル（.hdr）から構成されている。Analyze フォーマットは左右の情報を記録することができないという問題がある。NIfTI は左右の情報を記録することができ，データファイルとヘッダーファイルを別々に保存することも，これらの2つを1つにまとめて保存（.nii）することも可能なため，近年の主流となっている。

第3節　各画像解析の方法と結果の解釈，特徴と限界

　本節では，各画像解析についてまとめ，結果の解釈，そして各画像処理の特徴と限界について見ていく。

1. VBM

(1) VBM の原理
　臨床場面での形態画像の評価には，目視による定性的な評価や，関心領域の体積を計測することによる定量評価がある（図 7-8：カラー口絵参照）。関心領域の体積の評価では，ある特定領域をトレースし，囲まれたボクセル数をカウントする方法が行われてきた。脳の構造物の境界が明確な場合には正確な計測が可能であるが，境界が不明確な場合は，用手的にトレースすること自体が困難である。また，関心領域では，研究対象となる脳領

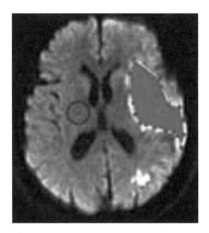

↑ 図7-8　関心領域の体積評価による定量評価の例[*3]
→カラー口絵参照

域をあらかじめ決めてから測定をするため，解析の対象とする部位が限定される。それに対し VBM（voxel-based morphometry）は，特定の領域ではなく全脳を対象にした灰白質・白質の密度や体積をボクセル毎に探索的に評価する手法である。自動処理によって客観的に全脳を対象とすることが可能である。しかし，多くの処理が自動で行われるため，ソフトの計算アルゴリズムの理解や解析結果の解釈が不十分になってしまうおそれがある。

　VBM に必要な T1 強調画像は，5 〜 10 分程度の比較的短い時間で灰白質・白質コントラストの高い 3 次元画像を得ることができる。T1 強調画像を用いることで脳の形状変化を統計学的に調べられ，客観性や再現性が高い。そのため，統合失調症や認知症などの様々な脳疾患に応用されている。

(2) VBM での解析法

　VBM は，MRI データから，信号強度の不均一性の補正，灰白質・白質・脳脊髄液成分の自動分離抽出，解剖学的標準化，平滑化を行った後に統計学的解析を行う，形態画像の解析方法の 1 つである（図7-9）。現在世界で最も用いられている解析ソフトは，機能画像の解析と同様に，SPM（statistical parametric mapping）である（Ashburner & Friston, 2000）。SPM を

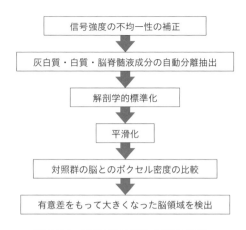

```
┌─────────────────────────────┐
│      信号強度の不均一性の補正       │
└─────────────────────────────┘
              ↓
┌─────────────────────────────┐
│  灰白質・白質・脳脊髄液成分の自動分離抽出   │
└─────────────────────────────┘
              ↓
┌─────────────────────────────┐
│         解剖学的標準化          │
└─────────────────────────────┘
              ↓
┌─────────────────────────────┐
│           平滑化            │
└─────────────────────────────┘
              ↓
┌─────────────────────────────┐
│    対照群の脳とのボクセル密度の比較     │
└─────────────────────────────┘
              ↓
┌─────────────────────────────┐
│   有意差をもって大きくなった脳領域を検出   │
└─────────────────────────────┘
```

↑図7-9　SPMでのVBMの解析の流れ

用いたVBM解析の詳細な手順に関しては他誌を参照されたい◆4。VBMは，個人により大きさも形も違う脳の情報を標準脳座標に合致するように変形し，形態的個人差をなくした上で，ボクセル単位で統計解析を行っていく。

　VBMの軸となっている灰白質・白質・脳脊髄液成分の自動分離抽出と，解剖学的標準化で用いられる脳形態の変形手法について見ていく。

　灰白質・白質・脳脊髄液成分の自動分離抽出の方法としては，TI強調画像における信号値の強度が，灰白質・白質・脳脊髄液で異なることを利用して，閾値による脳の構造物の分離を行う。しかし脳の場合は，静脈などが灰白質と同等の信号になることがあるため，閾値による脳の構造物の分離だけでは不十分である。SPMでは，信号受信コイルの感度の不均一などに起因する画像の信号むらを改善し，頭蓋骨や頭皮組織等が存在する確率をあらかじめ計算した画像を個人脳に重ね合わせ，組織ごとの信号分布を推定・分離する処理が行われている。

　解剖学的標準化は，灰白質・白質・脳脊髄液成分の自動分離抽出した画像を，基準となる画像に形態的に合わせ込む処理である。解剖学的標準化により，個人差をなくし，脳体積の大小をボクセル密度によって表すこと

で，同一空間座標系の個人間，個人内の脳体積の比較が可能となる。解剖
学的標準化では，個人の脳を基準となる同一の大きさの脳に変換する。こ
れは，統計処理にかけるために不可欠な処理である。SPMの解剖学的標準
化は，モントリオール神経学研究所のテンプレートを用い，個人の脳に対
して線形・非線形変換を行う。SPMのテンプレートは若年健常者から作成
されているため，認知症高齢者など萎縮のある脳を灰白質・白質・脳脊髄
液などに分割化するには向かない可能性がある。これを解決するためには，
自施設のデータから基準となる画像を作成するのもよいかもしれない。非
線形変換の精度であるが，非線形変換により個人の脳を基準となる画像に
完全に合致させると，すべての脳が同一の形態となり，個人差がなくなっ
てしまう。このため，VBMにおける解剖学的標準化は，全体を大まかに合
わせるにとどまっている。SPMでは2段階の処理が行われる。まず頭部画
像全体を利用して，大まかな空間的位置とサイズ合わせの処理のパラメー
タを最適化し，計算範囲を脳領域に限定して再度パラメータの最適化を行
う。次に詳細な局所的な形態変形手法として，DARTEL（diffeomorphic
anatomical registration through exponentiated lie algebra）という非線形変換手
法が用いられる。

　灰白質・白質・脳脊髄液成分の自動分離抽出と，解剖学的標準化により，
各個人の脳画像は位置や形態などが標準座標系に揃い，個人間の各空間的
位置が同一になり，各ボクセルにおいて統計解析を行うことが可能となる。

　VBMのメリットは，①目視や関心領域よりも客観性がある，②関心領域
だけでなく全脳の解析が可能である，③統計手法を用いて脳領域を評価で
きることである。

　患者内・患者間の脳の形態を比較する場合，体積の絶対値を用いるべき
か，患者ごとの全脳体積や灰白質体積で補正した値を用いるべきかについ
ての議論がなされている。先行研究を十分に吟味する必要があるが，検証
したい仮説により補正すべきなのか，補正するとすればどのような補正が
適切かを検討する。例えば，脳萎縮の検討では頭蓋内容積を用い，関心領
域の検討では全脳体積や全灰白質体積を用いたりする。

(3) VBM の限界

　VBM にも測定精度や解析方法における限界がある。MRI データを使用しているが，空間解像度の問題から微小な構造が区別できなかったり，コントラストの問題から隣接する構造物の区別が難しい場合がある。また，パラメータの設定次第では様々な結果のばらつきが生じ，バイアスがまったくない手法とは言い切れない。例えば，扁桃体の亜核はそれぞれ異なる機能や神経接続をもっているが，VBM での区別は難しい。7T の MRI の臨床応用もされつつあるため，今後は扁桃体の亜核なども精度よく解析可能となると期待される。

　統計処理においては，空間解像度と同様に，扁桃体などの小さな構造物を正確に空間配置することが難しいため，偽陰性を生じさせる場合がある。また，VBM では全脳におけるボクセルごとに統計学的検定を行うため，検定回数が数 10 万〜 100 万回以上になり，隣り合うボクセル間では相関が強いため，偽陽性が生じる可能性もある。

　VBM の解析では，精度の低下を防ぐため，①撮像中の体動などのアーチファクトが MRI データに反映されていないか目視で確認する，②灰白質・白質・脳脊髄液成分の自動分離抽出や解剖学的標準化が適切に行われているか一例一例目視で確認する，③脳卒中患者の梗塞や出血，脳腫瘍部位，高齢者の白質病変などの病変部位が誤って灰白質として抽出されていないかを目視で確認することは手間がかかるが重要である。

2. DTI

(1) DTI の原理

　大脳白質は，有髄神経線維から構成され，脳領域間の情報伝達を担う。白質には左右の大脳半球間を連絡する交連線維，同側の各皮質を結ぶ連合線維，大脳皮質と間脳などの部位を結ぶ投射線維に大別される（図 7-10）。MRI では，水分子にあるプロトンの信号から画像を形成する。プロトンは，拡散と呼ばれる無秩序な熱運動によってあらゆる方向に動く（等方性拡散：isotropic diffusion）。白質内では軸索の走行によって拡散が制限される（図

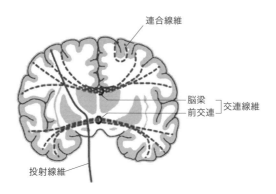

連合線維

脳梁
前交連 交連線維

投射線維

⬆図 7-10　交連線維, 連合線維, 投射線維◆5

a

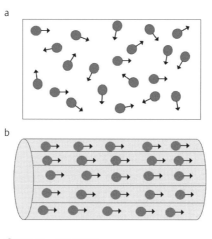

b

⬆図7-11　DTIの原理

a：水分子は通常はランダムにあらゆる方向に
　動く（等方性拡散）。
b：神経線維束内では水分子は，軸索に沿って
　一定方向に動く（異方性拡散）。

7-11）。これを異方性拡散（anisotropic diffusion）と呼ぶ。この原理を応用
し，大脳白質の神経線維束を画像化する手法が DTI（diffusion tensor
imaging）である。拡散強調画像を応用した解析手法には，QSI（q space

imaging）や DKI（diffusion kurtosis imaging）などもある。QSI や DKI については他誌を参照されたい（高原，1999）。

（2）DTI 画像の解釈

DTI は，大脳白質の神経線維の状態や，脳の領域間結合の状態を推定することができる。そのため，組織傷害に伴う白質の変性評価，統合失調症をはじめとする精神疾患の病態解明などに利用されている。DTI は，生体における複雑な拡散環境を解析する数学的手法を用いて，平均拡散能（mean diffusivity: MD）や fractional anisotropy（FA）などのパラメータにより，絶対値として評価する。FA はよく使われ，各ボクセルにおける水拡散の異方性を表し，等方性に近い水拡散では FA は低く，異方性の高い水拡散の場合では FA は高いという特徴がある。

（3）DTI のパラメータ

DTI の画像データの取得には，拡散強調画像と同様に，EPI（echo planar imaging）を用いる。MR 装置の座標系 X，Y，Z に対応した 3 つの固有値（eigenvalue）と各固有値に対応する各方向の 3 つの固有ベクトル（eigenvector）のため，最低 6 軸必要となる（図 7-12：カラー口絵参照）。さらに DTI では拡散係数（b-factor）＝ 0 の画像も必要であり，計 7 軸のデータが最低限必要である。軸数を増加すると撮像時間が延長するが，軸数が多いほど拡散テンソル情報を高い精度で取得できるため，最近では方向解像度を上げたデータ（high angular resolution diffusion imaging: HARDI）が多い。

DTI の解析では，拡散テンソルの固有値と固有ベクトルから，固有値に基づいた見かけの拡散係数である ADC 値や拡散異方性である FA 値などの指標が用いられる。ADC 値，FA 値それぞれを画素値として脳にマッピングした画像を ADC マップ，FA マップと呼ぶ（図 7-13：カラー口絵参照）。ADC マップは，脳脊髄液などで拡散係数が高いため信号値が高い。FA マップでは白質が灰白質にくらべ異方性が高いため，信号値が高い。限りなく等方性拡散に近い場合は FA 値は最小値である 0 に近づき，異方性拡散が強ければ最大値である 1 に近づく。皮質脊髄路や脳梁は FA ＝ 0.7 前後と他

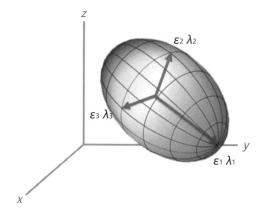

❶図7-12　MR装置の座標系X, Y, Zに対応した3つの固有値
（eigenvalue）と各固有値に対応する各方向の3つの固有ベ
クトル（eigenvector）のための6軸[6]

→カラー口絵参照

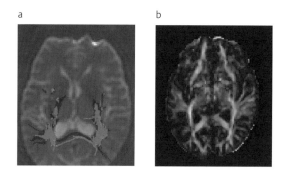

❶図7-13　a：ADC マップ　b：FA マップ
→カラー口絵参照
（b：Satoh, Kato, Tabei et al., 2016）

領域に比べ高値である。病変部の神経線維が障害されることにより，拡散
異方性が変化し，病変部は FA 値が低下したり上昇したりする。アルツハ
イマー型認知症では，FA 値が上昇するという報告がある（Douaud, Jbabdi,
Behrens et al., 2011）。

3つの固有値で最大の固有値の固有ベクトルである第1固有ベクトルの x，y，z 各成分の絶対値に FA 値を乗じたものを RGB 各成分の値とすれば，色から神経線維束の走行方向が推定できる。通常は，X 軸（左右）は赤，Y 軸（前後）は緑，Z 軸（上下）は青で表示される（図7-13-b）。

拡散テンソルの情報から隣接ボクセル間の結合関係を推定し，神経線維束の走行を DTT（diffusion tensor tractography：拡散テンソルトラクトグラフィー）として表示することも可能である（図7-14：カラー口絵参照）。ある領域に神経追跡の開始点（seed）を任意の大きさの ROI として設定し，固有値と固有ベクトルを計算することで，ROI 内の拡散テンソルの方向が決定され，最大となる方向に沿って追跡する。脳の手術においては，後遺症を防ぐために，錐体路などの重要な線維束を傷つけないことが重要である。DTT は脳腫瘍と神経線維路との位置関係を把握するために，脳神経外科手術のナビゲーションなどに利用されている。

DTI は，交叉線維部の抽出に限界がある。複数の神経線維が混在すると等方性拡散に類似した解析結果になるため，神経線維が途切れたり，まったく描出されないこともある。そのため確率的トラクトグラフィなどの解析手法が推奨される。

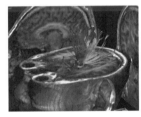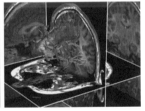

↑図7-14　神経線維束の走行[7]
→カラー口絵参照

3.　fMRI

(1) fMRI の原理

　磁場を加えたときに物質が示す性質には，以下の2通りがある。磁場の方向と逆向きに磁化される性質（反磁性：diamagnetism）と，同じ方向に磁化される性質（常磁性：paramagnetism）。磁場の中に置くと，反磁性体は磁場に影響を与えないのに対し，常磁性体は磁場を歪め，MRI信号を弱める。fMRIは後述のように，血液中の反磁性である酸素化ヘモグロビンと，常磁性である脱酸素化ヘモグロビンの違いを利用して脳神経活動を反映する画像を得る計測技術である。血行動態の変化を基盤にしている点でPETと同類の測定法である。脳の電気活動に付随して局所的に血流等に変化が起こり，様々な脳機能に対応した脳活動は脳内の様々な領域に別れて起こるという前提に成り立つ。fMRIの研究は，PETの研究を追試するような段階を経て，ほぼ同じような結果を示すことで妥当性が担保されてきた。脳血流の変化は，神経細胞の活動に対して4～5秒遅れて生じるため，時間分解能はそれほど高くない。しかし，PETの空間分解能が数センチメートルであるのに対し，fMRIはミリメートル単位で脳活動の空間分布を捉えることができるため，非侵襲的な脳機能マッピング法として機能解析の検討に欠かせないツールになっている。後述するrs-fMRIに対して，課題遂行型fMRIと呼ばれることもある。

　図7-15にfMRIの原理を示す。血液中には，酸素と結合したヘモグロビン（酸素化ヘモグロビン：oxy-Hb）と，酸素を放出した後の状態のヘモグロビン（脱酸素化ヘモグロビン：deoxy-Hb）が存在する。酸素化ヘモグロビンは反磁性体，脱酸素化ヘモグロビンは常磁性体である。神経活動が高まると酸素が消費され，動脈中の酸素化ヘモグロビンの濃度が減少し，脱酸素化ヘモグロビン濃度が増加する。すると血管は拡張し，酸素化ヘモグロビンが流入する。そのとき，酸素化ヘモグロビンが過剰に供給されるため結果的に，最初の状態に比べ酸素化ヘモグロビンの濃度は上昇し，脱酸素化ヘモグロビンの濃度は減少する。それにより生じたMRI信号の変化を捉えたのがfMRIである。これはBOLD信号（blood oxygenation level

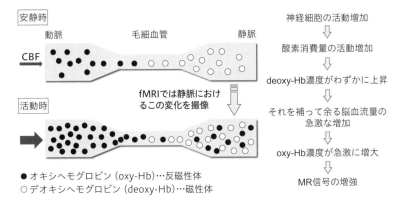

fMRI が見ているもの＝BOLD 効果（blood oxygenation level dependency）

安静時

動脈　　　　　　毛細血管　　　　　　静脈

CBF

fMRIでは静脈におけるこの変化を撮像

活動時

● オキシヘモグロビン（oxy-Hb）…反磁性体
○ デオキシヘモグロビン（deoxy-Hb）…磁性体

神経細胞の活動増加
⬇
酸素消費量の活動増加
⬇
deoxy-Hb濃度がわずかに上昇
⬇
それを補って余る脳血流量の急激な増加
⬇
oxy-Hb濃度が急激に増大
⬇
MR信号の増強

⬆ 図7-15　fMRIの測定法（Ogawa et al., 1990）

dependent）と呼ばれる（図 7-15）。

（2）fMRI の測定

　fMRI の測定は，通常の MRI 測定とは異なり，同じ測定を数分から数十分続けて行い，その間，任意の時間に参加者に脳活動を促す課題を与え，その脳活動によって引き起こされる信号の変化を画像化する（図 7-16：カラー口絵参照）。拡散強調画像と同様に EPI 法が用いられ，fMRI では磁化率の信号変化の観察に最も適しているグラディエントエコー（gradient echo: GE）EPI 法が用いられる。EPI で撮像し，スライス 1 枚が 50 〜 100ms でなされ，脳全体では 2 〜 3 秒かかる。EPI で測定された画像は脳内活動を敏感に捉えることができるが，詳細な解剖学的情報が少ないため，T1 強調画像などの高解像度の形態画像を同時に撮影して，EPI 画像と重ね合わせることにより正確な脳部位を同定できる。

　結果の妥当性のために課題は繰り返し測定する必要がある。fMRI は被曝がないため，参加者の協力さえ得られれば何回でも撮像可能である。fMRI は神経細胞の活動による電気活動ではなく，付随して起きる血行動態の変化に基づいている。そのため MRI の信号そのものは速く変化するが，血行

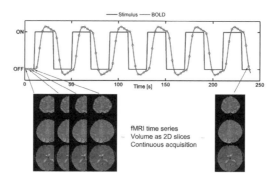

● 図7-16　信号の変化◆8

→カラー口絵参照

同じ様式の測定を数分から数十分続けて行い，その間，任
意の時間に参加者に脳活動を促す課題を与え，その脳活動
によって引き起こされる信号の変化から画像化する。

動態の変化が秒単位の応答時間を必要とするため，fMRI の応答時間は数秒
と遅い。課題刺激を止めた後でも信号の活性化はすぐには消えず，遅れて
減衰を示す。

（3）fMRI の解析

　fMRI の解析は，MRI 機器で得られた画像をそのまま解析に用いるのでは
なく，SPM などを使い，前処理や統計処理を行う。前処理には大きく分け
て，リアラインメント（realignment），コレジスター（coregister），解剖学
的標準化（spatial normalization），平滑化（smoothing）などがある（図 7-17）。
以下，それぞれについて簡単に説明する。詳細は他誌を参考されたい◆9。

　リアラインメントは，頭位置補正（head motion correction）により画像の
位置合わせを行う。頭位置補正は，平行移動（x, y, z）と回転（pitch, roll,
yaw）からなる 6 つのパラメータをもつ剛体変換から，撮像中にずれてし
まった位置を補正する。参加者は撮像中に頭や身体を動かさないようにし
てもらうが，実際には多くの場合ずれてしまうため，頭位置補正が必須で
ある。

　コレジスターは，機能画像と形態画像の位置合わせを行う。機能画像は
画素数が少なく，空気などが近接する構造では綺麗な画像にはならない。そ

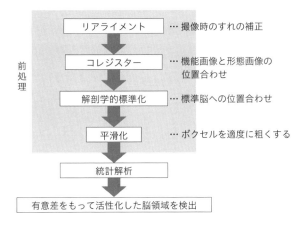

↑図7-17　SPM での fMRI の解析の流れ

　のため，機能画像と形態画像を合わせることで，詳細な空間的位置・形態・
座標系をもたせる。画素数の少ない画像を統計処理し，得られた有意な領
域を形態画像に重ね合わせて表示する。

　解剖学的標準化では，空間的に位置・サイズ・形態の合わせ込みを行う。
参加者間の同一座標のボクセルを脳の同一部位と見なし，参加者間の比較
を可能とするために，標準脳画像へのボクセルの位置合わせを行う。解剖
学的標準化はいくつかの方法がある。SyN（symmetric diffeomorphic
registration）（Avants, Epstein, Grossman et al., 2008）と SPM で用いられる
DARTEL が良好な精度を有していると報告されている（Klein, Andersson,
Ardekani et al., 2009）。

　平滑化は，個人内のボクセル値の過度な変動を抑えるために行われる（図
7-18）。

　統計解析では，一般線形モデルが使用される。一般線形モデルは，説明
変数 X と従属変数 Y の間の関係を線形式で表現するモデルである。

4.　fMRI の実験デザインと解析法

　実験デザインにはブロックデザインや事象関連デザインがある（図

平滑化 (smoothing) とは？

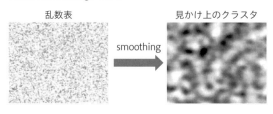

乱数表　　　　　　　　　見かけ上のクラスタ

smoothing

↑図7-18　平滑化
強いて目を粗くすることにより，乱数表では細かすぎてわからなかった「まとまり」が捉えられる。

7-19)。ブロックデザインは，参加者に定期的に課題が与えられ，例えば課題実行と安静などを繰り返し，それに伴う脳活動を記録する実験デザインである。事象関連デザインは，課題遂行の冒頭部分のみを繰り返し計測するものである。課題遂行能力にもよるが，参加者が患者の場合は，事象関連デザインよりもブロックデザインの方が実施しやすい。

　fMRI の解析法では，群間比較のための固定効果と変量効果の双方を含むモデルである混合効果モデルや，事前の仮説なしに対象を解析するデータ駆動型の解析として独立成分分析，脳部位間の連関性を調べるためのネットワーク解析などがある。混合効果モデルでは，個体内でモデルをあてはめた後に個体間の比較を行うという2段階の方法が用いられる。独立成分分析は，独立性のみを仮定して解析を行い，例えば心拍や呼吸などのアー

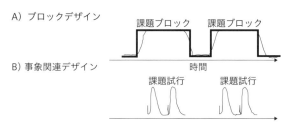

A) ブロックデザイン

課題ブロック　　課題ブロック

時間

B) 事象関連デザイン

課題試行　　　　課題試行

↑図7-19　ブロックデザインや事象関連デザイン
(Petersen & Dubis, 2012より改変)

チファクトと課題に関連する活動を分離する。ネットワーク解析は，空間的に配置された脳部位間の関係を表す機能的連関性や実効的連関性がある。機能的連関性は時間的な相関を表し，実効的連関性では因果的な関係を表す。これは解剖学的に繋がっていない領域間でも起こり得る。他には，安静状態（resting-state）があり，健常者や患者別に default mode network（DMN）を参照として，相対的な状態を把握することもできる。

5. fMRI の解析での留意点

　機能画像の統計処理には，万単位の各ボクセルに対して統計検定を繰り返すことで生じる多重比較の問題が伴う。特に本来は活動がないのにもかかわらず活動があるとされてしまう偽陽性が問題となる。偽陽性の発生を抑えるために，任意の厳しい統計閾値を設定するか，多重比較補正の理論に基づいて算出された補正閾値を用いる。任意に閾値を設定する場合には，0.5％や0.1％の有意水準を採用することが多い（uncorrected の場合など）。ソフトウェアに実装されている多重比較補正法を適用した場合は5％が採用されることが多い（FDR，FWE の場合など）。また同じ部位で有意な活動が見られたボクセル数であるクラスタサイズの設定も重要である。クラスタサイズの設定により，アーチファクトによる見かけ上の活性化部位を除くことができる。クラスタサイズは，大きい数値を取るほど結果の確実性は増すが，数は少ないながらも意味のある活性化部位を排除しかねない。クラスタサイズは最低でも2桁は必要で，一般的には20もしくは30以上に設定されることが多い。また，多重比較補正理論を用いて有意水準5％のサイズを超えるクラスタを意味のある活動として見なすなどの方法がある。論文を読み進める際にも，自ら実験する上でも，統計閾値を確認した上で結果や解釈の妥当性を慎重に判断する必要がある。

　小さい信号の変化を問題にする fMRI は，通常の MRI 以上に参加者の協力が必要である。頭や体の動きを最小に抑えなければいけない。ただ閉所で大きな撮像音という不快な環境の中で fMRI 研究がうまくいくためには，患者を対象とした場合も積極的な協力が不可欠である。

6. rs-fMRI

(1) rs-fMRI の原理

　rs-fMRI（resting state-fMRI）は，安静時に運動に関連する脳領域内に存在する BOLD 信号の変動が，運動関連ネットワークとは異なる脳領域で時系列的に相関していることを発見し（Biswal, Yetkin, Haughton et al., 1995），認知負荷の高い課題を行っているときよりもむしろ安静時に神経活動が高まる脳領域を同定したこと（Raichle, MacLeod, Snyder et al., 2001）などにより見出されてきた。さらにアルツハイマー型認知症の脳内ネットワークの異常が rs-fMRI から明らかにされたことで，rs-fMRI の研究が広まった。

　データ取得に関しては，fMRI と同様，グラディエントエコーの EPI 撮像を使い，撮像時間は 5 〜 10 分である。繰り返し時間は 2 〜 3 秒かけて全脳を撮像した研究が多い。具体的な撮像時の条件としては，閉眼，開眼固視点あり，開眼固視点なしがある。閉眼では開眼よりも DMN の結合が低くなる場合があり，条件を統一しておく必要がある。また終了後にはスタンフォード眠気尺度などで撮像中の眠気を記録しておくことが一般的である。

(2) rs-fMRI の解析と特徴

　前処理に関しては，fMRI 同様，スライスタイミング補正や撮像中の頭部の位置ずれの補正を行う。統計解析に関しては，ROI-to-ROI や seed-to-voxel などの関心領域を用いた一般線形モデルや多変量解析，独立成分分析などの関心領域を用いない探索的手法，機械学習による判別解析，グラフ理論解析などがある。

　rs-fMRI は，fMRI のように感覚刺激の提示，反応記録などのプログラミングが必要ではなく，参加者の課題に対するパフォーマンスが結果の解釈に影響しないため，臨床場面での測定法として期待されている。rs-fMRI は施行が簡便であり被験者の負担も少ない。結果では，様々な名称を冠したネットワークが表示される。解釈においては，それらが臨床症候の何と対応しているのかを常に念頭に置く必要がある。

⬇ 表7-3　解析ソフト

	fMRI	rs-fMRI	VBM	DTI
SPM	○	○	○	○
FSL	○	○	○	○
AFNI	○	N/A	N/A	N/A
AnalyzeFMRI	○	N/A	N/A	N/A

AFNI：analysis of functional neuroimages　FSL：FMRIB software library　SPM：statistical parametric mapping N/A：not applicable

第4節　解析ソフトの種類と特徴

解析用ソフトウェアは, SPM 以外にも多数ある（表7-3 参照）。所有しているパソコンが Windows か Mac かでも選択肢が変わる。SPM◆10 は Matlab 上で動くソフトウェアである。SPM は無料であるが，それを稼働させるためのソフトである Matlab は有料である。FSL◆11 は Linux 上で動くソフトウェアである。AFNI◆12 は Linux または Mac 上で動く。統計ソフト R では，R CRAN Task View: Medical Image Analysis◆13 で脳画像解析用パッケージである AnalyzeFMRI が提供されている。FreeSurfer◆14 は解剖学的区分から脳容積を算出するのに適する。MRIcron◆15 は画像の表示に便利である。Lin4Neuro◆16 は上記のものも含む様々な Linux 上で動作するソフトウェアを統合し，Windows 上でも実行できる。

第5節　脳画像研究の結果が示すもの

これまでに，MRI を中心として，VBM，DTI，fMRI，rs-fMRI を見てきた。それぞれ，撮像アーチファクト，交叉線維部の抽出の限界，多重比較の偽陽性の問題など，研究を進めていく上で注意を要する項目が存在する。研究参加者からの積極的な協力をもらい，できるだけノイズのないきれい

第5節　脳画像研究の結果が示すもの

107

なデータを撮像し，そして統計処理を理解し，結果の正当性を確保する必要がある。また機能画像においては，脳画像のみの解釈は危険であり，必ず，パフォーマンスや生理的変化をもとに結果を解釈する必要がある。

　これまで見てきたように，機能画像研究はコンピュータの発展なくしては存在し得ない。以前には想像するほかなかった脳の活動や線維連絡が可視化された美しい画像はわかりやすく，大変魅力的である。しかし，それらはコンピュータの中に存在するバーチャルなものであることを忘れてはならない。特に，薬剤や訓練などによる介入効果を示すのは，あくまでパフォーマンスや生理的変化であり，脳機能画像ではない。脳機能画像は効果をもたらした脳内メカニズムを明らかにするために用いられる。言い換えると脳機能画像で所見が得られたからその治療法が有効ということにはならない。脳機能画像の特徴と限界を知った上で，結果を解釈する必要がある。

▶ 第7章のまとめ ◀

　脳賦活化実験で用いられる機器として PET，MRI，脳磁図，NIRS，脳波がある。なかでも多大な発展を遂げたのが MRI による実験である。撮像の際の種々のパラメータを変更することにより，fMRI，VBM，DTI，rs-fMRI など様々な実験が可能になった。解析ソフトは，SPM が世界標準となっている。しかし，簡便性を追求した結果，解析の中身はブラックボックス化しかねない。それぞれの機器の特色，適正な方法，解析の妥当性を常に念頭に置いた実験を行わなければならない。

注 ....

◆1　青木茂樹・相田典子・井田正博・大場　洋（2012）．よくわかる脳 MRI（第 3 版）　学研メディカル秀潤社
　　高橋昭喜（2005）．脳 MRI 1. 正常解剖（第 2 版）　秀潤社
　　石藏礼一（監修）（2015）．一目でわかる！　脳の MRI 正常解剖と機能　学研メディカル秀潤社
　　前田正幸（2006）．頭部画像診断の勘ドコロ　メジカルビュー社

◆2 　http://citec.kenkyuukai.jp/special/?id=25660
　　　http://www.ntmc.go.jp/ntmc2/rt/mri%20page.html を改変
◆3 　http://plaza.umin.ac.jp/~ctp/pmaPage.html
◆4 　青木茂樹・笠井清登（2014）．すぐできる VBM: 精神・神経疾患の脳画像解析　SPM12 対応 DVD 付　学研メディカル秀潤社
◆5 　https://www.ishiaku.co.jp
◆6 　http://mriquestions.com/dti-tensor-imaging.html
◆7 　https://www.med.nagoya-u.ac.jp/noutokokoro/machine を改変
◆8 　https://www.intechopen.com/books/advanced-brain-neuroimaging-topics-in-health-and-disease-methods-and-applications/phase-variations-in-fmri-time-series-analysis-friend-or-foe-
◆9 　菊池吉晃・妹尾淳史・安保雅博・渡邉　修・米本恭三（2012）．SPM8 脳画像解析マニュアル : fMRI，拡散テンソルへの応用　医歯薬出版
　　　Huettel, S. A., Song, A. W., & McCarthy, G.（2014）．*Functional magnetic resonance imaging*（3rd ed.）．Oxford University Press.　福山秀直（監訳）(2016)．fMR：原理と実践　メディカル・サイエンス・インターナショナル
◆10 　SPM（statistical parametric mapping）　http://www.fil.ion.ucl.ac.uk/spm/
◆11 　FSL　http://www.fmrib.ox.ac.uk/fsl/
◆12 　AFNI（analysis of functional neuroimages）　http://afni.nimh.nih.gov/afni
◆13 　R CRAN Task View: Medical Image Analysis　http://cran.r-project.org/web/views/MedicalImaging.html
◆14 　FreeSurfer　http://surfer.nmr.mgh.harvard.edu/
◆15 　MRIcron　http://www.mccauslandcenter.sc.edu/mricro/mricron/
◆16 　Lin4Neuro　http://www.nemotos.net/lin4neuro/

第 8 章

症例研究に脳賦活化実験を活かす

　ある認知機能の脳の局在について，これらを満たせばその認知機能がその脳部位に局在していると見なしてもよいとされる条件が3つある（図8-1）。①症例研究の純粋例で，その部位の障害により，その認知機能が障害されることが明らかになっていること，②その認知機能を目的とする脳賦活化実験でその脳部位が活性化していること，③①と②から得られた所見が，他の感覚モダリティを含む先行研究の結果と矛盾しないこと。①と②はいわばコインの両面であり，症例研究の裏づけがあって初めて，脳賦活化実験の結果が意味をもつことを示している。言い換えると，症例研究で支持されていない脳賦活化実験の結果については，慎重に解釈しなければならない。

第1節　症例の観察

　まず，症例が意味するものを把握しなければならない。第3章で解説されたどの症状にあてはまるかだけでなく，第2章で述べられている脳の認知過程の基本原則に則り，できるだけ基本的な認知機能での説明を試みる。

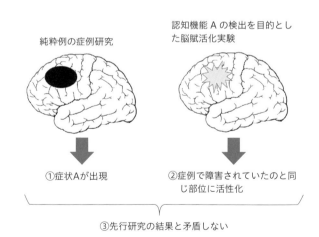

純粋例の症例研究

認知機能Aの検出を目的とした脳賦活化実験

①症状Aが出現

②症例で障害されていたのと同じ部位に活性化

③先行研究の結果と矛盾しない

⤴図8-1　ある脳部位が特定の認知機能を司ると認定するための3つの条件

その際，第5章の「症例報告の仕方」に書かれている様式に則り症例をまとめると，疑問点や問題点が抽出されやすい。

①失語と診断する前に
　・聴力は正常か。難聴があると検者からの指示がわからない。
　・構音器官は正常か。構音障害があると発語は不明瞭となり，字性錯語のように聞こえることがある。
　・知能は保たれているか。知能低下があると課題の意味がわからず，失語症検査の成績が不良となる。
　・記憶は正常か。対象の名前を言う際には，脳に貯蔵されている多くの名前から該当するものを引っ張り出してくる必要がある。これは記憶からの想起にほかならない。記憶障害があると，必然的に呼称は障害される。
　・失認はないか。視覚失認があると，提示された物品がわからず，呼称の成績が低下する。
　・視空間認知は正常か。構成障害があると，書字の際に偏と旁の位置関係が崩れてしまう。
　・前頭葉機能障害はないか。実行機能や注意の障害があると，すべての神経心理検査の成績は低下する。
②失行と診断する前に
　・筋力低下や失調，錐体外路症状はないか。これらがあると，運動は拙劣となる。
　・関節位置覚の障害はないか。この障害があると，自分の手足の位置・運動の方向・速さなどがわからず，拙劣な運動となる。
　・知能低下はないか。知能が低下していると，課題の内容がわからず，低得点となる。
　・もともとの動作の順序は確認しているか。失行の検査に頻用される「お茶を入れる」という課題では，普段からお茶の葉を直接湯飲みに入れ，そこに急須からお湯を注いで飲んでいる人も稀にいる。あく

まで，患者がもともと行っていた行為と比較しなければならない。

・失語はないか。

・前頭葉機能障害はないか。

③失認と診断する前に

・視力や聴力は保たれているか。視力低下や難聴があると認知が障害
される。臨床現場では反対に，失認が視力低下・難聴と誤診されて
いるケースがある。

・知能は保たれているか。

・失語や半側空間無視はないか。

・前頭葉機能障害はないか。

④健忘症と診断する前に

・難聴はないか。そもそも聞こえていなかったのを，覚えていないと
勘違いして「ボケた」と言う家族が多い。

・知能は保たれているか。もの忘れは健忘症であって，認知症ではな
い。

・失語はないか。

・前頭葉機能障害はないか。

・患者の元の記憶力と比べて明らかな低下があるか。

⑤前頭葉機能障害と診断する前に

・知能低下はないか。

・失語，失行，失認，記憶障害はないか。また，それらだけでは症状
を説明できないか。

・日常生活上で，以前の患者にはなかった手際や段取りの障害が見ら
れるか。

第2節　覚醒と注意

症例のすべての評価の基礎・背景となるのが覚醒と注意である。覚醒
（awareness）は，患者の意識レベルのことで，臨床では Japan coma scale（JCS）

や Glasgow coma scale（GCS）が頻用される。JCS や GCS で意識障害なしと判定されても，「患者の元の状態と比べて何となくはっきりしない・ボーッとしている」場合には，覚醒度の低下ありと判断される。覚醒の度合いが低下していると，後述する注意にも影響を与え，諸々の検査の成績を引き下げる。

　覚醒には複数の神経ネットワークが関係している（図 8-2：カラー口絵参照）。まずは，網様体賦活系（reticular activation system: RAS）である。網様体賦活系は，内臓感覚も含む体性感覚からの情報の絶え間ない入力が，脳幹網様体を経て大脳に広く分布することにより覚醒を保つものである。網の目のような線維の間に神経細胞が散らばった構造が脳幹に見られるため，この名称で呼ばれる。次に，前脳基底部アセチルコリン神経。前脳基底部とは，前交連の下あたりにあるマイネルト基底核と内側中隔核の意味で，ともにアセチルコリン神経の起始核である。マイネルト基底核からのアセチルコリン神経は大脳皮質に広く分布し，覚醒や認知に関与する。内側中隔核からのアセチルコリン神経は主に海馬に投射し，記憶に関係する。縫線核セロトニン神経と青斑核ノルアドレナリン神経はともに大脳や視床，前脳基底部などに分布し，覚醒や注意にはたらく。これらの領域のどこが障

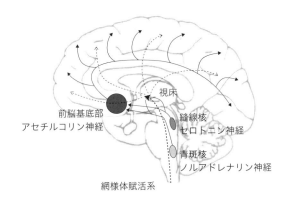

⊕ 図8-2　覚醒の神経機構
　→カラー口絵参照

害されても，覚醒度の低下を生じ得る。

　注意（attention）は，前頭葉機能に含まれることもあるが，覚醒と同様に大脳や脳幹など広範な脳の領域が関与する。注意の分類はいろいろあるが，臨床で最もよく用いられる分類について解説する（図 8-3）。選択性注意（selective attention）とは，いろいろな注意の中から必要とされるものに注意を向けるはたらきである。周囲の雑音の中から会話の相手の声を聞き分ける**カクテルパーティー効果**が代表である。配分性注意（divided attention）は，同時に複数の対象に注意を向けることである。車の運転中に，正面の進行方向を見つつも，周辺視野に入る人や物にも注意を払うときにはたらいている。転換性注意（shifting attention）は，それまで注意を向けていた対象から別の対象に注意を移すことである。前の車を見て運転中に，横から子どもが飛び出してきたらすぐにそちらに視線を移す，などが例である。持続性注意（sustained attention）は，対象に一定時間注意を向け続けることである。他の 3 つの注意が事象を横断的に切り取ったものならば，持続性注意は時間軸に沿った縦断的な注意と言うことができる。覚

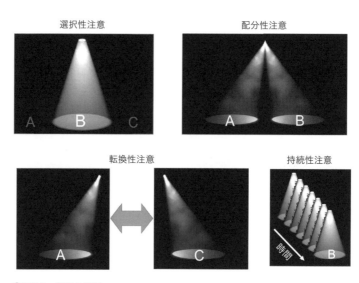

🔼図8-3　注意の分類

醒や注意は，認知過程を含むヒトの活動の基礎であり，これらが低下すると認知機能も必然的に低下する。

第3節　認知機能の枠組み

　ヒトが正常な認知機能をはたらかせるには，まず覚醒していなければならない。単に起きているというだけでなく，はっきりとした状態でなければならない。次に，刺激に対して適切に注意を向ける必要がある。覚醒と注意は，正常な認知機能のいわば土台・前提となるもので，これらが保たれていて初めて，失語症などの個々の認知機能障害を云々することができる。言い換えると，覚醒や注意の障害がある患者では，症状として顕在化している言語や記憶の障害のどこまでが覚醒・注意の障害によるものか，どこからが言語・記憶の脳内機構そのものの障害によるものか，分けることはできない。

　言語や記憶，行為などの個々の認知機能を統合して，それらの間の調整を図っているのが実行機能である。実行機能の障害は，個々の認知機能の低下をもたらす。反対に，失語症や失行などの個々の認知機能の障害を有

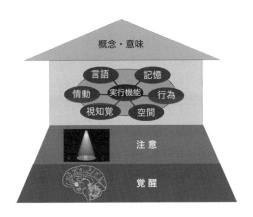

🔼図8-4　認知機能の枠組み
　　→カラー口絵参照

する症例では，実行機能だけを取り出して障害の有無・程度を判定することは困難である。そして，覚醒や注意，個々の認知機能などの全体のはたらきの上に概念や意味は成立している（図 8-4：カラー口絵参照）。これらの認知機能の成り立ちから見ても，純粋例の重要性が理解できると思う。

第 4 節　脳賦活化実験で何を明らかにしようとするのか？

　前節で認知機能の大きな枠組みについて述べた。さらに留意すべきは，図 8-4 で示した言語や記憶，行為といった個々の認知機能の中にそれぞれ，第 2 章で解説した分割の規則（図 2-2 参照）や認知ピラミッド（図 2-3 参照），第 4 章で述べた箱と矢印のフローチャート（図 4-1 参照）が含まれることである。個々の認知機能は覚醒や注意の上に成り立っている。個々の認知機能は分割可能な複数の要素から構成され，知覚を経て認知される。その知覚や認知では一連の情報処理がなされている。言語を例にとってみよう。正しく言葉をしゃべり，話し言葉を理解するためには覚醒や注意が正常でなければならない。言語は話す・聴く・読む・書くから成り立っている。話すはさらに，意味・概念から語の想起，その後のモーラ数の想起，音韻抽出，それぞれのモーラへの音韻のあてはめ，口腔咽頭筋の収縮による語音の産生という段階からなる（図 8-5）。モーラとは，ほぼ均等な文節に語を分ける時間的単位のことで，日本語で最も重要な音韻上の単位である。言葉がいくつのモーラからできているか想起することをモーラ分解と言う。仮名文字の書字の際も同様の脳内処理を経ている。言語という 1 つの認知機能をとっても，いかに多くの要素とそれぞれが含有する段階からできているかがわかるであろう。

　脳賦活化実験の目的は，覚醒から概念・意味に至る枠組みの中の，個々の認知機能のいずれかの要素の特定の段階について，関与する脳部位を明らかにすることである。ターゲットとなる段階が定まって初めて，それを浮かび上がらせるためのパラダイムが決定する。したがって，脳賦活化実験の前提として，脳の認知過程についての知識が求められる。後述するよ

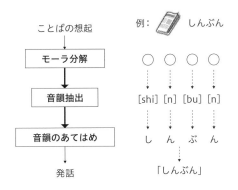

● 図8-5　単語の発話過程

うに，現在の解析ソフトは，何かを被検者にさせて脳血流を測定すれば，脳のどこかに赤い色のついた画像を生み出すことができる。しかし，それは目的地のない航海に等しく，流れ着いたのがどこで，どのような潮の流れでそうなったのかはまったくわからない。目的とする認知段階の明確化は，航海の目的地を決めることである。認知過程についての基礎知識と分割の規則，箱と矢印，認知ピラミッドはいわば，航海に際しての海図である。目的地と正しい海図があって初めて，航海は安全かつ意味のあるものとなる。「脳賦活化実験は記念写真を撮るのとは違う」という当たり前のことを強調する必要があるのは，昨今の研究の中には「とにかく何かやってみたら脳が光っていた」という類のものが散見されるからである。では，実際の脳賦活化実験でどのように実験パラダイムを組み立てればよいのかを，次節で述べよう。

第5節　脳賦活化実験の実験計画

　この節では，症例で得られた所見に基づいて，fMRIの脳賦活化実験をどのように組み立てればよいかについて解説する。前にも述べたように，脳賦活化実験の画像は単に写せばよいというわけではない。何を目的に，ど

のような実験を行うかによって，結果の意味するものは変わってくる。適切でないセッティングで行っても，解析ソフトで処理をするとなにがしかの脳が光った画像が得られることもある。しかしそれは，最初のセッティングが適切でない以上，出てきた結果も適切とは言えない。脳画像は魅力的である分，特に専門外の研究者や一般人への影響が大きい。誤った結果の流布は，科学と医学の進歩の妨げとなりかねない。

1. 脳賦活化実験の対象とする症候の選択

　診察や検査で得られたすべての症候が fMRI の脳賦活化実験の対象とはなり得ない。「○○の脳部位を見たい」という希望はあっても，現在の科学の到達点や先行研究から，科学的に意味のある実験の範囲はおのずから決まってくる。挑戦的というのは，現時点で到達し得るぎりぎりを狙うことを言うが，1つ間違えると荒唐無稽になってしまう。どのような症候を選ぶかも，検者のセンスの問われるところである。より適切な実験を行うための指標として，脳の活性化部位を具体的に予測できるか，を考えるとよい。言い換えると，「やればどこか光るだろう」というのは，「下手な鉄砲も数撃ちゃ当たる」の類の実験と言える。

2. 課題と対照の選択

　脳賦活化実験の解析では，目的とする課題を施行中に計測した脳血流から，対照実験での脳血流を引き算して，課題に関与する脳部位を同定する。対照実験を何にするかは，課題の設定と同じくらい重要で，課題と対照実験はいわばコインの両面である。どれだけ魅力的な課題も，適切な対照実験が設定できないと意味のある解析結果は得られない。

　最もシンプルな対照は閉眼・安静である。閉眼・安静は施行が容易で被検者の負担も少ない。しかし，課題が複雑なものであればあるほど，両者の間の脳活動の違いは大きくなる（図8-6 上）。A から D の認知過程を有する課題に関わる脳部位を調べたいとき，閉眼・安静と比べると A から D のすべての認知過程が関与してしまい，どこが何の認知過程を反映している

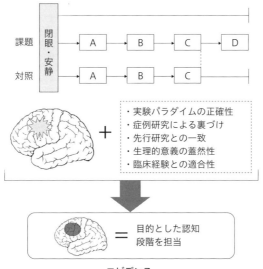

⬆図8-6　脳賦活化実験の結果を正しく解釈するために必要なこと

課題と対照の設定。上：課題施行中の脳活動を閉眼・安静時のそれと比べた際には，AからDのすべての認知過程が活動部位として残る。下：AからCの認知過程を有する認知タスクを対象とした場合は，両者の比較により，認知過程Dに関与する脳部位のみを取り出すことができる。

のか，わからない。したがって，より優れた対照は，目的とする課題と共通の認知過程を有し，見たい機能に該当する部分だけが異なる課題である（図8-6下）。AからDの認知過程を含む課題に対し，AからCを含む課題を対照実験にすることができれば，Dに携わる脳部位だけを単離することができる。例えば，音読の脳内過程を見たいとき，閉眼・安静と比べると文字を読む過程と発話の過程の両方の活性化部位が残る。それを，黙読と比較すると，文字を読む過程までは相殺され，発話に関わる活動だけが残る。このようにして，DがわかればC，CがわかればBというように，1つずつ認知過程に関与する脳部位を明らかにしていくことにより，全体としてAからDの認知過程の脳内機序を明らかにすることができる。

第5節　脳賦活化実験の実験計画

121

3．被検者の設定

　心理系の脳賦活化実験では，健常若年成人を被検者に用いることが多い。この場合，多くは研究室の学生・院生がボランティアとして参加する。患者の参加を得るには，医療従事者が実験に参画していなければならず，医療系以外の研究室ではそこがネックとなるのだろう。患者の症候に基づく脳賦活化実験の場合，可能ならば患者を被検者にできるとベストである。しかし，患者は心身の状態の都合から，実験台の上での長時間の安静に耐えられないことも多い。そうすると，短時間で施行可能な課題を選択するか，健常者で代用するかになる。後者の場合でも，できるだけ患者の年齢と近い被検者を選んだ方がよい。

4．実験パラダイムの設定

　前章でも述べたように，脳賦活化実験には大別するとブロックデザインと事象関連デザインとがある。被検者の特性（患者か，健常者か），課題の内容などによって，どちらにするかを選択する。

5．解析条件の設定

　fMRI の解析は一般に SPM でなされる。SPM はマウスのクリックにより半自動的に解析が進むが，いくつかのパラメータについては先行研究を参考に入力する値を決めておく。また，通常の群間比較なのか，ネットワーク解析やパフォーマンスのデータとの相関を取るかなども，あらかじめ念頭に置いておくとよい。

　このように，fMRI の実験を計画するには，認知機能とその脳内メカニズム，疾患の特徴，機器の特性についての知識が必要である。「光っている画像が欲しい」「何となくかっこいい」という動機では，とても科学的に正しい結果は得られない。しかし，そのレベルの撮像依頼を学内外から受けることもしばしばである。しかもそのような依頼主に限って，まるで胸部レントゲンのように単に撮影すれば求める画像が得られると考えていること

が多い。

　上記の条件を満たして画像が得られたとして，次に問題となるのは結果の解釈である。

第6節　脳賦活化実験の結果を確からしくするもの

　この章の最初に，認知機能の局在を認定する3つの条件について述べた（図 8-1 参照）。ある認知機能の特定の段階を調べるために脳賦活化実験を行い，脳のある場所が光っている画像が得られたとする。次に行うべきことは2つ。1つ目は，同じ部位が障害された結果，その認知機能の段階が障害された症例報告を渉猟すること，2つ目は，光っている脳部位がその認知機能の段階のために果たす役割の考察である（図 8-6 参照）。前者は特に純粋例が重要であることは先述の通りである。症例の文献検索は日本語だけでなく，PubMed や MEDLINE を用いて英語論文の範囲まで含めて調べる必要がある。後者は，得られた結果について生理学的意義を，先行研究をもとに解釈する。このとき，参考とする先行研究は症例研究や脳賦活化実験はもちろんのこと，事象関連電位などの電気生理，病理，動物実験などのあらゆる研究を含まなければならない。それに何より，臨床上の経験からくる感覚にフィットするものでなければならない。経験を積んだ医師・療法士は，仮に目ぼしい先行研究が見当たらなかったとしても「何となく確からしい」「腑に落ちる」という感覚をもつ。この感覚は大変重要で，そうであるならば，なぜその結果に対しそのような感覚をもったのかを考える。PET（positron emission tomography）の開発者の1人で，脳循環代謝や賦活化実験で世界的に有名な菅野巖先生はかつて「脳賦活化実験の全体に払う労力を 10 とすれば，実験の施行はせいぜい 3，残りの 7 は結果の解釈に充てられる」と述べられたが，まさに正鵠を射た発言と言える。実験パラダイムの正確性，症例研究，特に純粋例による裏づけ，生理や動物実験を含めた先行研究との一致，活性化の生理的意義の蓋然性，そして臨床経験に基づく感覚との適合性のすべてと合致したときに，脳賦活化実験の

結果はエビデンスとして意味のあるものと見なされる。

▸ 第8章のまとめ ◂

　どのような課題を行うときも，覚醒と注意ははたらく。言語や記憶などの個々の認知機能は，覚醒や注意の上に成り立っている。脳賦活化実験の結果においても，課題に加え覚醒や注意にはたらく脳部位にも活動が見られる場合がある。脳賦活化実験を行う際には，課題施行中の脳血流から対照実験の際の脳血流を引き算した結果，見たい認知機能だけが浮かび上がってくるようなパラダイムを組まなければならない。そういったパラダイムの設定，そこから出てきた結果の解釈には，認知機能と脳賦活化実験の知識が必要である。実験で撮像する行為は，脳賦活化実験の皮相でしかないことを心しておきたい。

第 9 章

実際例

　これまで述べてきた各種の画像解析について，われわれが報告した研究を紹介する。いずれも報告の中心となっているのは参加者のパフォーマンスであり，脳画像はそれをもたらした脳内機序を明らかにすることを目的としている点に注意されたい。

実例 1

melodic intonation therapy（MIT）による失語の改善機序を fMRI で検討した研究（Tabei, Satoh, Nakano et al., 2016）

　melodic intonation therapy（MIT）は, Albert, Sparks, & Helm（1973）によって開発された失語訓練法である。日本語においても関・杉下（1983）による MIT 日本語版があるが，有効性についての検討は多くない。われわれは，慢性期失語症患者に対し MIT 日本語版を行い，呼称課題における発話開始時間（response time: RT）への効果を調べ，訓練前後での脳血流の変化を fMRI を用いて検討した。

　症例は，51歳，男性，右利き。X年3月に左被殻出血を発症し，右片麻痺と失語を生じた（図9-1）。A病院に救急搬送され1か月間入院。その後リハビリ病院に40日間入院。退院後は外来で週1回の言語訓練を受けていたが，ここ1年は横ばいであった。X＋3年4月，MIT 訓練目的に当院に入院。超皮質性運動性失語を呈し，喚語困難，錯語が見られた。知的機能，

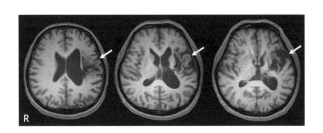

↑図9-1　発症3年後の当院入院時の脳MRI T1強調画像（Tabei, Satoh, Nakano et al., 2016より改変）
陳旧性の左被殻出血を認める。　　R：右

記憶，構成，前頭葉機能は保たれていた。

　45分／日，土日を含めた連続 9 日間，MIT 日本語版による訓練を行った。訓練課題は，患者の発話能力から見て妥当と思われる，2 〜 4 モーラの単語を用いた課題文を用意した。使用した単語は，NTT データベースによる音声単語心像性が 8 割以上の単語を選択した。評価は，訓練前後に WAB 失語症検査と MIT で用いた単語を含む 90 語の復唱および呼称課題を実施し，RT を比較した。

　fMRI は，訓練期間の前後に，呼称課題で施行した。具体的には，画像刺激装置 CinemaVision（Resonance Technology Inc.）を用いて絵カード 21 種類をランダムに 2 回提示し，その間の脳血流を 3T-MRI で測定した。解析には SPM 8 を使用し，訓練後の脳血流から訓練前のそれを引き算した。

　言語機能については訓練終了後，患者・家族ともに「言葉が出やすくなった」と述べた。WAB 失語症検査では，自発話が 12 → 16，話し言葉の理解 7.95 → 8.85，復唱 7.6 → 8.4，呼称 3.7 → 5.0 に増加し，失語指数（aphasia quotient: AQ）は 62.5 → 76.5 に改善した（図 9-2：カラー口絵参照）。復唱課題は，正答数 87 → 88 であり，訓練前後で明らかな変化は認められなかった。呼称課題は，正答数 42 → 48 と 6 語の増加にとどまり，有意な変化は認められなかった（$p = 0.345$）。訓練前後ともに正答した 31 語の RT は，3.9

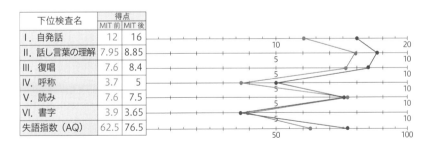

下位検査名	得点	
	MIT 前	MIT 後
Ⅰ. 自発話	12	16
Ⅱ. 話し言葉の理解	7.95	8.85
Ⅲ. 復唱	7.6	8.4
Ⅳ. 呼称	3.7	5
Ⅴ. 読み	7.6	7.5
Ⅵ. 書字	3.9	3.65
失語指数（AQ）	62.5	76.5

◆図9-2　MIT施行前後でのWAB失語症検査の結果（Tabei, Satoh, Nakano et al., 2016を改変）
→カラー口絵参照

　注1：得点は，各下位検査の合計点を 10 で割ったものである（ただし，「Ⅱ. 話し言葉の理解」は 20 で割る）。
　注2：AQ の算出は下の式による。
　　　$AQ = (Ⅰ + Ⅱ + Ⅲ + Ⅳ) \times 2$

秒から 2.1 秒に有意に短縮していた（$p = 0.049$）（図 9-3）。fMRI の結果では，訓練後には前よりも脳血流が減少したことが示された（図 9-4：カラー口絵参照）。

　以上より MIT 日本語版は，流暢性や呼称への効果に加え，RT を短縮することにより，発話を改善したと考えられた。また，患者の失語症状が，神

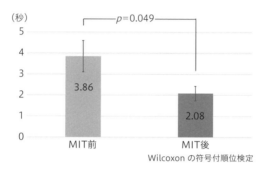

🔼 図9-3　MIT施行前後での，呼称課題における発話開始時間（RT）

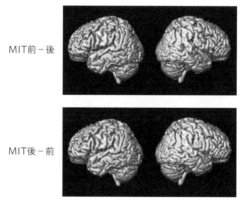

🔼 図9-4　MIT施行前後の脳血流（Tabei, Satoh, Nakano et al., 2016）

　→カラー口絵参照

　MIT施行前後で，呼称課題時の脳血流をfMRIで測定し，SPM8を用いて引き算した。脳血流は訓練後に減少している。これは，脳資源の活用効率がアップしたためと解釈される。

経処理効率の向上と，それに伴う認知負荷の減少によって改善したことが示唆された。

実例 2
アルツハイマー病患者でのミッシングファンダメンタル現象の成立の有無と，VBM による灰白質容積の研究（Abe, Tabei, Satoh et al., 2018）

　本節では，VBM を用いた自験例を紹介する。

　ミッシングファンダメンタル現象（missing fundamental phenomenon: MFP）は，音の高さ（ピッチ：pitch）の知覚に関する現象の 1 つである。日常で多く耳にする音は，基音とその倍音から構成される。音は高さの明確な複合音（楽器音，鳥の声など）と，高さの不明な雑音（雨の音，雷の音など）に分けられる。MFP は基音を除去した複合音を聴取したにもかかわらず，基音を除去していない複合音と同じ音の高さに知覚する錯聴現象であり，ヒトや動物に普遍的に備わっていると考えられている（図 9-5）。われわれは，アルツハイマー型認知症（Alzheimer's disease: AD）患者が，MFPの障害を有するかどうかを，音の高さの知覚実験を用いて調べた。さらに，

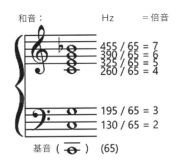

和音：　　　　Hz　　　＝倍音

455 / 65 = 7
390 / 65 = 6
325 / 65 = 5
260 / 65 = 4

195 / 65 = 3
130 / 65 = 2

基音（　　　）　(65)

◑ 図9-5　65HzのC（ド）の音を基音とした倍音
ミッシングファンダメンタル現象（MFP）とは，基音を省いた，倍音だけからなる音を聞かせても，人は基音を知覚するという現象のこと。一種の補完現象と考えられている。

脳 MRI と脳形態計測（voxel-based morphometry: VBM）を用いて，灰白質の容積を測定することにより，AD 患者における MFP 課題の成績と脳領域との相関を調べた。

　対象は，患者群として 29 名の AD 患者（男性 13 名，平均年齢 74.79 ± 8.59，MMSE 22.79 ± 4.38），コントロール群として 20 名の健常高齢者（男性 10 名，平均年齢 73.0 ± 10.84）。実験刺激は，対象に馴染みのある童謡・唱歌 12 曲を，基音のみで作成した 12 刺激（pure tone: PT），MFP で作成した 12 刺激（missing fundamental tones: MFT）の計 24 刺激である。被験者は PT および MFT 刺激を，ヘッドホンを用いて聴取した。刺激に該当する絵カードを選択するか，刺激の曲名を回答，もしくは刺激を口ずさむことができれば正答とした。灰白質容積は，3T-MRI T1 強調画像で得たデータを SPM 12 を用いた VBM により算出した。

　解析は，PT 課題で正答できた楽曲のみを解析し，①患者群とコントロール群の MFT 課題の正答率の差，②患者群の MFT 課題の正答率と患者背景項目との相関，③患者群の MFT 課題の正答率と灰白質容積の相関を調べた。

　① PT 課題で正答できた楽曲のみを解析対象とした際の，MFT 課題の正答率は，コントロール群（97.7 ± 8%）に比し，患者群（86.3 ± 18%）で有意に低かった（$p = 0.007$），② PT 課題で正答できた楽曲のみを解析対象とした際の，患者群での MFT 課題の正答率と患者背景項目との有意な相関はなかった，③ PT 課題で正答できた楽曲のみを解析対象とした際の，患者群の MFT 課題の正答率と両側島，両側側頭極，左下前頭回，右嗅内皮質，右小脳に有意な正の相関があった（$p < 0.001$ uncorrected）（図 9-6：カラー口絵参照）。

　AD 患者では，健常高齢者に比し，MFT 課題の正答率が有意に低かった。これは，AD 患者で聴覚の知覚障害が生じている可能性が考えられた。MFT の正答率と相関があった脳領域については，左右の側頭極はメロディの認識に関与することが先行研究により知られている。また，左右の島については，音の変動の処理に関与し，音の特徴を統合する役割があることが知られており，MFP の処理への関与が示唆される。

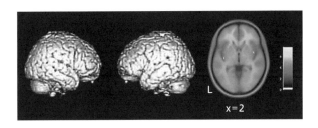

↑図9-6 MFP課題と灰白質容積の間に有意な正の相関が見られた脳領域（Abe, Tabei, Satoh et al., 2018）

→カラー口絵参照

両側島，両側側頭極，左下前頭回，右嗅内皮質，右小脳が提示されている。

　本研究は，AD 患者が健常高齢者に比し MFT の正答率が有意に低かったことを示した。また，正答率は島，側頭極，下前頭回，嗅内皮質，小脳と有意な正の相関があった。この結果は，AD 患者の MFP の障害が，聴覚に関わる脳領域の変性の兆候であることを示唆した。AD 患者および他の認知症の聴覚障害の神経メカニズムを完全に解明するためには，さらなる研究が必要である。

実例3
和音認知に携わる脳部位を症例研究と脳賦活化実験から明らかにする——
【症例報告】（Satoh, Takeda, Murakami et al., 2005）

患者：70 歳，女性，右利き。

主訴：知っている音楽がわからない，歌が音痴に聴こえる。

既往歴：不整脈，高血圧

現病歴：50 歳時に心臓弁膜症のために弁切開術を受けた後，抗凝固療法を受けていた。52 歳時に右上下肢麻痺と失語症を生じたが，両者は数か月で完全に消失した。退院後，音楽が違って聴こえることに気づいた。若い頃に習っていたタンゴの放送をテレビで見た際に音楽を聴いてもタンゴと認識できず，踊り子のステップを見てタンゴであるとわ

かった。またそれまで何回も聴いていたレコードをかけても初めて聴く曲のように聴こえ，何の曲かわからず，ケースに記載されている曲名を見て初めてわかった。歌を歌うと，聴いている人は「合っている」と言うが，本人にはまったく違う変な音を歌っているように聴こえた。これらの症状はその後も 17 年間，変化はなかった。

1999 年 6 月某日昼すぎ，買い物中に突然右上下肢麻痺が生じ，意識が遠のいた。救急外来受診時には意識は清明で軽度の右上下肢麻痺を認めたが，失語はなかった。6 月 22 日の頭部 CT で左放線冠に新鮮な梗塞巣が見られた。右片麻痺は数日で消失し，神経心理検査で知能・記憶・視空間認知・前頭葉機能などすべて正常であった。70 歳時の脳 MRI で，両側側頭葉前部に陳旧性の梗塞巣を認めた。病変は両側上側頭回から中側頭回の前部 3 分の 1 を含み，側頭極は両側とも障害されていた（図 9-7）。また左放線冠に新鮮な梗塞巣を認め，今回の責任病巣と思われた。失音楽症の評価のため筆者を紹介・受診された。

音楽歴：53 歳の脳梗塞を発症するまでアマチュア合唱団に所属。グリソンの音楽教養レベル 3（図 9-8）。

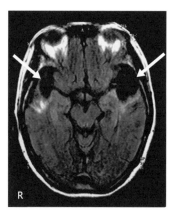

⬆ 図9-7　実例 2 の脳MRI・FLAIR
画像（Satoh, Takeda, Murakami et al., 2005）

矢印：陳旧性の梗塞巣　　R：右

1. 音楽に関心を示さなかった。聴くこともしたがら
   なかった。

2. 馴染みのあるメロディを時々歌い，ラジオで音楽
   を時々聴いた。

3. 歌うことを楽しみ，レパートリーは増えつつあった。
   レコードを購入し，それを頻繁に聴いた。

4. 楽器の演奏をしたが，理論や視唱の訓練は受けな
   かった。

5. 楽器を演奏した。かなりの視唱力と一般的な音楽
   的知識がある。

6. 実技・理論ともに優秀な音楽家だった。

⊕ 図9-8　グリソンの音楽教養レベル (Grison, 1972)

音楽能力の障害：①馴染みの童謡の認識と間違い探し，②初めて聴くフ
レーズの異同弁別，③和音の異同弁別，④歌唱におけるメロディの入
れ替わり

【疑問点】 側頭葉の前部は和音の認知に関与するか。

【脳賦活化実験】 PET を用いて和音認知に関与する脳部位を調べる（Satoh,
Takeda, Nagata et al., 2003）。

【パラダイム】 対象は音楽の素人の右利き健常成人（20 〜 30 歳）。ハ長
調，24 小節，3 つの声部からなる新曲 3 つを次の 2 つの聴き方で聴い
てもらった。①和音全体の響きを聴く，②ソプラノパートすなわちメ
ロディだけを聴く。課題施行のマーカーとして，所々に挿入した不協
和音の際に右手の人差指で合図をしてもらった。課題施行中の局所脳
血流量（regional cerebral blood flow: rCBF）を PET で測定し，2 通りの
聴き方での活性化部位の違いを Minoshima 法（Minoshima, Koeppe,

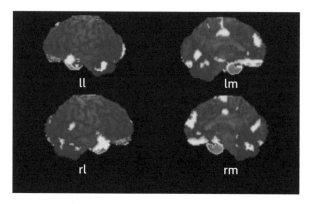

🔺図9-9　PET による和音認知の脳賦活化実験（Satoh, 2003）
　　　　→カラー口絵参照
　　ll: 左半球外側面　lm: 同内側面　rl: 右半球外側面　rm: 同内側面

Fessler et al., 1993）を用いて求めた。Subtraction として聴き方①−②を
行った。

【結果】両側側頭葉前部，帯状回，小脳半球に活性化が見られた（図9-9：
　　カラー口絵参照）。

【考察】症例報告と脳賦活化実験の所見を見ると，両側側頭葉前部が障害
　　された失音楽症例で和音の認知が障害され，和音の認知課題施行中に
　　は同部が活性化している。このことから両側側頭葉前部は和音の認知
　　に関与していると考えられる。

実例4
音楽無感症の病態をトラクトグラフィで探る──【症例報告】（Satoh, Kato, Tabei et al., 2016）

　音楽は情動にはたらきかける。音楽聴取により惹起した情動を音楽的情
動（musical emotion）と呼ぶ。音楽的情動の生成については2つの仮説が
あった。すなわち，音楽の知覚・認知がなされた上に音楽的情動が生じる
という説と，音楽的情動は音楽の知覚・認知とは独立して生じるとする説
である。われわれは，音楽的情動の生成だけが選択的に障害された症例を

経験し，その症状を音楽無感症（musical anhedonia）と名づけ（Satoh, 2011），後者の仮説が正しいことを示した。さらに数年度，別の音楽無感症の患者を経験し，脳画像を用いてその発症機序を調べた。

患者：65歳，男性，右利き

主訴：音楽の美しさを感じられない

既往歴：高血圧

職業：合唱指揮者

現病歴：63歳時に右被殻出血を発症し，保存的治療を受けた。発症1か月後にリハビリ病院に転院。1か月半のリハビリを経て，ごく軽度の左不全片麻痺と左半身の感覚低下を残し，ADL自立で退院した。
音楽活動に復帰したところ，音楽の美しさを感じなくなっていることに気づいた。音楽を聴いても以前のような心地よさを感じず，それまで3次元の響きだったのが，2次元になったように感じた。指揮をしていて，これまではうまく"ハモる"とゾクゾクっと感じたのが何も感じなくなったので，本当に合っているのか自信がもてなくなった。特定の声部を聴き分けるのが苦手になった。ピッチやリズム，テンポ，楽器の違いなどはわかるし，知っている曲はすぐにそれとわかる。音楽以外の音や，視覚対象については病前と変化はなかった。

音楽歴：グリソンの音楽教養レベル5（図9-8参照）。

音楽能力の障害：①音楽の鑑賞能力の選択的障害（音楽無感症：musical anhedonia），②演奏の適否の美的判断が素人以下，③純正律と平均律の和音との弁別ができない。

脳MRI：右被殻出血後で，病変は島後部の皮質下から右側頭峡に及んでいた（図9-10）。

【疑問点】聴覚野からの線維の通り道である側頭峡の障害による神経ネットワークの障害が，音楽無感症を引き起こす機序は何か。

【脳賦活化実験】トラクトグラフィを用いて右聴覚皮質から側頭峡を経て

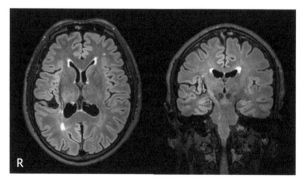

↑図9-10　実例4の脳MRI・FLAIR画像（Satoh, Kato, Tabei et al., 2016）

R：右

島後部に至る線維の障害の有無を調べる。

【パラダイム】トラクトグラフィは，脳賦活化実験ではないが，ソフトを用いてMRI画像データを処理することにより，線維連絡を可視化することができる。本例では，脳MRIのT1強調画像のデータを，DTI Studio（Susumu Mori, Department of Radiology, Johns Hopkins University）というソフトを用いて解析した。

【結果】左側に比し右側では，島後部から側頭峡，右上側頭回にかけての線維の描出が不良であった（図9-11：カラー口絵参照）。

【考察】島の後部は各種感覚情報が入力し，特に聴覚皮質と広範でよく発達した神経連絡をもち，多感覚の統合の場（multi-sensory integration site）と呼ばれる。一方，前部は扁桃体や帯状回と連絡をもち，情動反応や自律神経反応に関与する。つまり，島は感覚と情動，自律神経反応を繋ぐ場と言える（Bamiou, Musiek, & Luxon, 2003）。本例は，右側頭峡の障害により聴覚連合野と島との離断が生じ，知覚した音楽と情動や自律神経反応との統合が不可能になったために音楽無感症が生じたと考えられた（図9-12）。

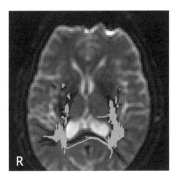
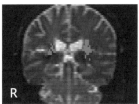

⬆ 図9-11　実例3のトラクトグラフィ
→カラー口絵参照
R：右
DTI Studio

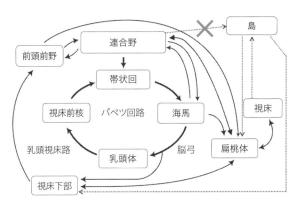

⬆ 図9-12　神経ネットワークの障害から解釈した実例4の発症機序
（Krebs, Weinberg, & Akesson, 2012を改変）

▶ 第9章のまとめ ◀

　症例報告と脳賦活化実験を組み合わせた研究の例を紹介した。脳賦活化
実験の結果は，症例報告があって初めて実在としての息吹を与えられる。ま
た，症例報告の所見は脳賦活化実験の援護を受けてエビデンスとして確立

する。両者を有機的に結合することが，最強の脳研究である。

第 10 章

症例研究と脳賦活化実験の
あるべき姿とは？

第1節　症例研究

1．観察の重要性

　症例研究で最も大事なことは，患者をよく見ることである。何か普通と異なることがあれば，放っておかずに調べる。疑問点はそのままにしておかない。どんな新しい発見も，元を辿れば観察者の「何か違う」「どこかおかしい」という直感に行き着く（図10-1）。この"気づき"こそが，医学を発展させてきた原動力である。そのためには"普通の"症例をたくさん見ることと，基本的な知識と考え方を身につけておく必要がある。これらは当たり前のことなのだが，いわゆるマニュアル全盛の今日，得てして忘れられがちである。

　観察をしたら，それを記録しておく。その際，単に「失語あり」などの結論だけでなく，ベッドサイドで行った検査や診察の具体的内容も記載する。例えば，呼称の成績（例：3/10点）だけでなく，検査に用いた語とそれぞれの結果も記載する（例：メガネ○,ネクタイ×）。不正解や無反応についても，内容を記載する。例えば，呼称でモーラ分解まではできていて音韻のあてはめに失敗したのか，そもそも語を想起することができなかったのか，などである。これらを滞りなく行うためには，日頃から診察で用いる物品を決めておくと，定量的に評価できるだけでなく，経過を見る際にも役立つ。

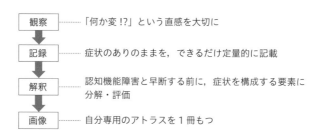

❶図10-1　症例研究で必要なこと

診察結果に基づく結論は，診断名だけでなく，そのように結論をするに至った思考の流れを記載する。観察と検査所見に基づいて，陽性症状の存在だけでなく，陰性症状が見られなかったことにも触れる。複数の認知機能障害が併存している場合，障害された認知機能の間での関係性・影響を明確にすることは難しい。しかし，単一の認知機能障害による複数の症状ではなく，それぞれが個々の認知機能障害によるものとした理由を記載する（例：失語症の患者が，言語理解の障害のために適切な行為をすることができないのではなく，失語症と失行が併存していると判断する場合）。

　脳 MRI などの画像所見は，仮に放射線科医の所見が書かれていたとしても，自分でも画像を見るべきである。前頭葉・頭頂葉などの葉（lobar）だけでなく，脳回や脳溝，神経核，交連繊維のレベルまで読み込む。できれば，放射線科医の所見を読む前に自分で見てみて，放射線科医の所見との一致・不一致を検討するとよい。これは，放射線科医の所見を信用していないからではなく，自らの技能の向上を図るためである。そのためには，脳画像の読み方を解説したアトラスを 1 冊，手元に置いておくとよい。

　上記の観察・記録・解釈・画像の 4 つを行えば，その患者の症候についてはほぼすべて把握できているであろう。

2. 症状を要素に分解し，システムで捉える

　ヒトの神経系にはいくつかのシステムがある。錐体路系，錐体外路系，感覚系，小脳前庭系，自律神経系，内分泌系，免疫系などである。錐体路の障害による麻痺のように単一のシステムの障害で説明可能な場合もあるが，複数のシステムの障害が組み合わさった結果，複雑な症状を呈することもある。ある特異な症状を見たとき，いきなりそれを認知機能障害と見なすのではなく，システムの組み合わせで説明できないかを考え，その可能性があるならば実際に個々のシステムの障害の有無・程度について評価する（図 10-2）。例えば，患者が思ったように上肢を動かせないとき，最初から「失行」としてしまうと，あたかもそれで結論が出たかのように思考が停止してしまう。上肢を正常に動かすには，筋収縮の命令を送る錐体路系に加

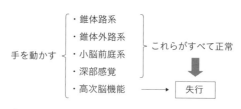

● 図10-2　手が思うように動かせない＝失行？

え，拮抗筋を弛緩させる錐体外路系，運動の滑らかさを調節する小脳前庭系，さらには筋紡錘の収縮の程度などの深部感覚が協調してはたらくことが必要である。言い換えると，上肢の動きはこれらの要素に分解することができる。これらの要素が正常に機能しているにもかかわらず，動作が異常になってしまうのが失行である。このように，症状の解釈も分割の規則に則って行われており，障害あるいは保たれているシステムを把握した上で，より高次のはたらきである認知機能障害を評価しなければならない。

3. 画像解析ソフトの開発

　認知症患者の約2割は血管性認知症に属し，さらにその半分を皮質下血管性認知症が占める。皮質下病変はMRI画像で描出されるが，病変の広がりについてはFazekas分類などを用いた検者の目視によるグレーディングによっており，定量的に表すことはできなかった。昨今の画像解析ソフトの発展は著しく，われわれはMRIでの白質病変の定量化を半自動的に行うソフトを開発した（fused software for imaging of nervous system: FUSION）（図10-3：カラー口絵参照）。ポイントは2つ，確実性と簡便性である。でき上がったソフトは少なくともこれまでの目視によるグレーディングを超える鋭敏さをもち，かつ多忙な臨床現場で用いられるためには，ワンクリックに近い操作性を有している。

　アルツハイマー病患者を対象に，FUSIONを用いて白質病変量と認知機能の関係を後ろ向きに検討した（図10-3）。後部のwhite matter hyperintensity（WMH）の体積が他の領域よりも有意に大きく，後部WMH量の増加および頭頂皮質の局所脳血流（rCBF）の減少が認知機能に悪影響を及ぼすこと

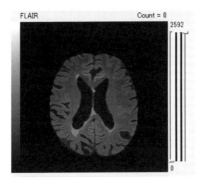

⬆図10-3　FUSIONによる白質病変の検出
(Tabei et al., 2017)

→カラー口絵参照
ソフトでは，脳室周囲病変と深部白質病変
とは自動的に判別される。

を示した。このことから，AD患者の認知機能低下の重要なパラメータは，後部WMH量と頭頂皮質のrCBFであることが確認された。

第2節　脳賦活化実験

1. 機器の特徴と限界を知る

　脳賦活化実験の実施に際しては，表7-2にあげたようなそれぞれの機器の特徴をはじめ，撮像アーチファクト，DTIにおける交叉線維部の抽出，多重比較の偽陽性の問題など，注意を要する項目が多数存在する。空間分解能と時間分解能は，最も基本的な特徴であると同時に，限界でもある（図7-1）。さらに，単一の刺激に対する脳の反応は微細であるため，複数回の課題施行時のデータを合わせて解析する必要がある。その際に用いられるのが画像解析ソフトである。ソフトの操作は簡便な方がよいが，簡単になればなるほど，実際に行われている処理がブラックボックスになりかねない。一般には，元データから離れれば離れるほど，実体から離れていくと思ってよい。研究参加者にご協力をいただきながら，どれだけきれいなデー

タを撮像できるのか，そして統計処理を理解し，パフォーマンスや生理的変化のデータと照合して結果の正当性をどれだけ担保できるのかで，その実験の妥当性は決定される。画像解析ソフトというバーチャルな結果に妥当性を与えるのが，パフォーマンスや生理的変化といった実際の被検者から得られるデータである。両者は車の両輪であり，脳賦活化実験のみで脳内メカニズムを議論することは，実体の裏づけのない理論ということになり，砂上の楼閣になりかねない。ソフトで得られた画像が美しく魅力的である分，このことは常に肝に銘じておきたい。

2. パフォーマンスがあっての脳画像

　脳賦活化実験で得られた画像について，その限界を認識しておかねばならない。脳賦活化実験で得られた「活性化」は，絶対値ではなく相対値である。目的とする認知機能の実験で得られたデータと，ベースラインとなる安静あるいは他の活動によるデータとの引き算で得られたのが脳賦活化実験での活性化部位である（図10-4）。つまり，あくまで状態の比較の結果である。言い換えると，ベースラインを何に置くかで当然，引き算の結果すなわち活性化部位も変わってくる。熟達した研究者の手にかかると，実験としての科学的正当性を保ちつつ，光らせたい脳部位が光っている結果を出すことができる。脳賦活化実験の結果はあくまでバーチャルでありパ

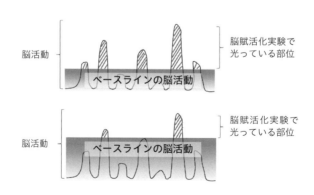

⬆図10-4　脳賦活化実験で得られた「光る画像」

ソコンの箱の中の世界で，実体をもたないことを肝に銘じてほしい。

　初学者が陥りがちな，かつマスコミも含め一般人の多くが誤って認識していることが，第7章でも述べた「光る画像の示す意味」がある。脳賦活化実験の画像は，訓練としての課題の有効性を示すものではない。訓練の有効性を示すものは，被検者のパフォーマンス以外あり得ない。認知症なら知能，失語なら言語機能，半側空間無視なら視空間認知のそれぞれ検査結果の変化で示すほかない。それをしばしば脳賦活化実験で得られた画像を前に，「脳の活動が高まった。だからその課題は訓練として有効」あるいは「扁桃体の活動が高まったから，その課題は被検者の情動にはたらきかけた」と述べる者がいる。これは，本末転倒である。まず訓練前に比し，訓練後にパフォーマンスが有意に変化したことにより，その課題の有効性が示される。次に，その課題をしているときの脳内機序を明らかにするために脳賦活化実験が行われる。つまり，光る画像が表しているのは，その課題をしているときには対照群のベースラインに比べて，脳のどこそこの部位が活動している，ということで，それ以上でも，それ以下でもない。ましてや，被検者の情動の動きの有無を示すものではない（図10-5）。

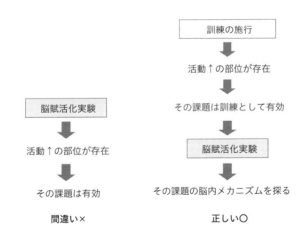

🔴図10-5　脳賦活化実験の果たす役割

脳賦活化実験の光る画像は美しい。一般人が一目見ても脳の活動を表していているとわかる。しかし，魅力的であるがゆえに，画像だけが独り歩きをして，結果的に間違った考えが拡散してしまう恐れがある。その利点と限界をわきまえた上で，われわれ医療人は「光る画像」を活用していかなければならない。

▸ 第10章のまとめ ◂

　研究のスタートは，観察であり気づきである。症状を解釈する際は，システムに沿って考え，低位のシステムの異常で説明がつかない場合に，初めて高次脳機能障害と見なす。その所見の脳内機構を調べるために，脳賦活化実験は威力を発揮する。また，脳賦活化実験で活動が見られることと，その課題が訓練として有効なこととの間には大きな壁がある。脳研究も介入研究も，最も大事なのはパフォーマンスの結果である。

≡ 文　献 ≡

❀ 第 1 章

中川　仁（2002）. EBM の実践：本来の McMaster 大学方式に則って　情報管理, *45*, 403-410.

Ruskin, J. N.（1989）. The cardiac arrhythmia suppression trial（CAST）. *The New England Journal of Medicine, 321*, 386-388.

佐藤正之（2012）. 前頭葉の機能解剖と神経心理検査：脳賦活化実験の結果から　高次脳機能研究, *32*(2), 227-236.

Shojania, K. G., Samson, M., Ansari, M. T., Doucette, S., & Moher, D.（2007）. How quickly do systematic reviews go out of date? A survival analysis. *Annals of Internal Medicine, 147*, 224-233.

❀ 第 3 章

Burns, M. S.（2004）. Clinical management of agnosia. *Topics in Stroke Rehabilitation, 11*(1), 1-9.

Corkin, S., Amaral, D. G., & González, R. G., Johnson, K. A., & Hyman, B. T.（1997）. H.M.'s medial temporal lobe lesion: findings from magnetic resonance imaging. *Journal of Neuroscience, 17*, 3964-3979.

Dejerine, J.（1892）. Contribution à l'étude anatomopathologique et clinique des différentes variétés de cécité verbale. *Mémoires de la Société de Biologie, 4*, 61.

Dronkers, N. F., Plaisant, O., Iba-Zizen, M. T., & Cabanis, E. A.（2007）. Paul Broca's historic cases: High resolution MR imaging of the brains of Leborgne and Lelong. *Brain, 130*, 1432-1441.

Finger, S.（2000）. *Minds behind the brain: a history of the pioneers and their discoveries.* Oxford University Press.

Geschwind, N.（1965）. Disconnection syndrome in animals and man. *Brain, 88*, 237-585.

Harlow, J. M.（1869）. Recovery from the passage of an iron bar through the head. *Boston Medical and Surgical Journal, 3*, 116-117.

Hilts, P. J.（1995）. *Memory's Ghost: The Nature of Memory and The Strange Tale of Mr. M.* Simon & Schuster.　竹内和世（訳）（1997）. 記憶の亡霊：なぜヘンリー・M の記憶は消えたのか　白揚社

Miller, G. A.（1956）. The magical number seven, plus or minus two: Some limits on our capacity for processing information. *Psychological Review, 63*, 81-97.

佐藤正之（2012a）.「失認症」神経心理学：まだこんなことがわからない　神経内科, *77*(5), 501-511.

佐藤正之（2012b）. レヴィ小体型認知症　河村　満（編）　認知症：神経心理学的アプローチ（pp. 211-221）　中山書店

佐藤正之（2012c）. 前頭葉の機能解剖と神経心理検査：脳賦活化実験の結果から　高次脳機能研究, *32*(2), 227-236.

Satoh, M., Mori, C., Matsuda, K., Ueda, Y., Tabei, K., Kida, H., & Tomimoto, H.（2016）. Improved Necker cube drawing-based assessment battery for constructional apraxia: Mie Constructional Apraxia Scale（MCAS）. *Dementia and Geriatric Cognitive Disorders Extra, 6*, 424-436. DOI: 10.1159/000449245.

杉下守弘（2004）. 脳と言語　講談社

武田克彦（2002）. 視覚失認と認知リハビリテーション　脳の科学, *24*, 569-575.

Ungerleider, L. G., & Mishikin, M.（1982）. Two cortical visual systems. In D. J. Ingle, M. A. Goodale, & R. J. W. Mansfield（Eds）. *Analysis of Visual behavior*（pp. 549-586）. Cambridge: MIT Press.

❀ 第 4 章

Finger, S.（2000）. *Minds behind the brain: a history of the pioneers and their discoveries.* Oxford University Press.

Signoret, J. L., Castaigne, P., Lhermitte, F., Abelanet, R., & Lavorel, P.（1984）. Rediscovery of Leborgne's brain: Anatomical description with CT scan. *Brain and Language, 22*, 303-319.

❀ 第 7 章

青木茂樹・相田典子・井田正博・大場　洋（2012）. よくわかる脳MRI（第 3 版）　学研メディカル秀潤社

青木茂樹・堀　正明・鎌形康司・服部高明・下地啓五・朝日公一・中西　淳・濱崎　望（2011）. 脳MRI の最近の進歩：Arterial spin labeling と新たな拡散解析を中心に　〈特集〉最新の画像診断法　脳神経外科ジャーナル, *20*(9), 655-664.

Ashburner, J., & Friston, K. J.（2000）. Voxel-based morphometry-the methods. *Neuroimage, 11*, 805-821.

Ashburner, J., & Friston, K. J.（2005）. Unified segmentation. *Neuroimage, 26*, 839-851.

Avants, B. B., Epstein, C. L., Grossman, M., & Gee, J. C.（2008）. Symmetric diffeomorphic image registration with cross-correlation: evaluating automated labeling of elderly and neurodegenerative brain. *Medical Image Analysis, 12*, 26-41.

Biswal, B., Yetkin, F. Z., Haughton, V. M., & Hyde, J. S.（1995）. Functional connectivity in the motor cortex of resting human brain using echo-planar MRI. *Magnetic Resonance in Medicine, 34*, 537-541.

Bordier, C., Dojat, M., & Lafaye de Micheaux, P.（2010）. Temporal and spatial independent component analysis for fMRI data sets embedded in a R package. *arXiv preprint*, arXiv:1012.0269.

Douaud, G., Jbabdi, S., Behrens, T. E., Menke, R. A., Gass, A., Monsch, A. U., Rao, A., Whitcher, B., Kindlmann, G., Matthews, P. M., & Smith, S.（2011）. DTI measures in crossing-fibre areas: increased diffusion anisotropy reveals early white matter alteration in MCI and mild Alzheimer's disease. *Neuroimage, 55*, 880-890.

榎　日出夫・杉下守弘（2002）. 脳画像における Brodmann の皮質領野　認知神経科学, *3*(3), 208-210.

福山秀直（2006）. Denis Le Bihan, Diffusion fMRI　認知神経科学, *8*(3), 177-179.

Greicius, M. D., Srivastava, G., Reiss, A. L., & Menon, V.（2004）. Default-mode network activity distinguishes Alzheimer's disease from healthy aging: evidence from functional MRI. *Proceedings of the National Academy of Sciences of the United States of America, 101*, 4637-4642.

花川　隆（2016）. 安静時機能結合MRI　*Medical Imaging Technology, 34*(1), 13-17.

Huettel, S. A., Song, A. W., & McCarthy, G.（2014）. *Functional magnetic resonance imaging*（3rd ed.）. Oxford University Press.　福山秀直（監訳）（2016）. fMR：原理と実践　メディカル・サイエンス・インターナショナル

稲垣正俊（2009）. MRI（構造）　うつ病をめぐる脳構造MRI 画像研究からの知見の意義と限界脳と精神の医学, *20*(3), 171-181.

椛沢宏之・阿部　修（2009）. MRI 基礎（2）ハードウェアの進化と撮像特性　*Medical Imaging Technology, 27*(2), 79-84.

金子文成・上原信太郎（2016）. 機能的磁気共鳴画像法を用いた脳機能計測方法とその応用　理学療法学, *43*(5), 429-435.

川口　淳（2013）. 脳 MRI データの統計解析　計量生物学, *33*(2), 145-174.

川崎康弘（2009）. 統合失調症の生物学的指標としての構造的脳画像　脳と精神の医学, *20*(1), 43-48.

菊池吉晃・妹尾淳史・安保雅博・渡邉　修・米本恭三（編著）（2012）. SPM8 脳画像解析マニュアル：fMRI，拡散テンソルへの応用　医歯薬出版

Klein, A., Andersson, J., Ardekani, B. A., Ashburner, J., Avants, B., Chiang, M.-C. C., Christensen, G. E., Collins, D. L., Gee, J., Hellier, P., Song, J. H., Jenkinson, M., Lepage, C., Rueckert, D., Thompson, P., Vercauteren, T., Woods, R. P., Mann, J. J., & Parsey, R. V.（2009）. Evaluation of 14 nonlinear deformation algorithms applied to human brain MRI registration. *Neuroimage, 46*, 786-802.

前田正幸（2006）. 頭部画像診断の勘ドコロ　メジカルビュー社

Marchini, J.（2002）. AnalyzeFMRI: An R package for the exploration and analysis of MRI and fMRI datasets. *R News, 2*, 17-23.

ニールセン，M.・関　浩（2001）. 脳機能画像解析プログラム：SPM　画像通信, *24*(1), 19-26.

長田　乾・ライト，D. K.・ボックス，G. A.（2005）. 運動慣熟過程における機能分化の画像化　認知神経科学, *7*(3), 198-205.

中井敏晴・松尾香弥子・加藤知佳子・守谷哲郎・岡田智久（1998）. 核磁気共鳴法を用い
　　た脳機能測定法（fMRI）の方法論入門　認知科学, 5(3), 100-118.

Nemoto, K., Dan, I., Rorden, C., Ohnishi, T., Tsuzuki, D., Okamoto, M., Yamashita, F., & Asada,
　　T.（2011）. Lin4Neuro: a customized Linux distribution ready for neuroimaging analysis.
　　BMC Medical Imaging, 11(3).

根本清貴（2008）. Voxel Based Morphometry　認知神経科学, 10(1), 28-32.

青木茂樹・笠井清登（2014）. すぐできる VBM：精神・神経疾患の脳画像解　M12 対応
　　DVD 付　学研メディカル秀潤社

新田一仁・福井　聖・岩下成人・椎野顯彦・吉村雅寛・北川裕利（2015）. Voxel–based
　　morphometry を用いた慢性腰痛患者の扁桃体形態変化の評価の試み　*PAIN
　　RESEARCH, 30*(1), 7-15.

石藏礼一（監修）（2015）. 一目でわかる！　脳の MRI 正常解剖と機能　学研メディカル
　　秀潤社

Ogawa, S., Lee, T. M., Kay, A. R., & Tank, D. W.（1990）. Brain magnetic resonance imaging with
　　contrast dependent on blood oxygenation. *Proceedings of the National Academy of Sciences
　　of the United States of America, 87*(24), 9868-9872.

小川誠二（1995）. Functional MRI の方法とその応用　脳卒中, 17(6), 489-496.

大串健吾・桑野園子・難波精一郎（2020）. 音楽知覚認知ハンドブック：音楽の不思議の
　　解明に挑む科学　北大路書房

小野田慶一（2015）. 脳画像研究におけるグラフ理論の基礎　生理心理学と精神生理学,
　　33(3), 231-238.

苧阪直行・矢追　健（2015）. 実験心理学からみた機能的磁気共鳴画像法（fMRI）によ
　　る脳画像解析　基礎心理学研究, 34(1), 184-191.

小笹佳史（2014）. MRI 脳画像の基礎知識 入門編　脳科学とリハビリテーション, 14, 1-7.

Petersen, S. E., & Dubis, J. W.（2002）. The mixed block/event-related design. *NeuroImage, 62*(2),
　　1177-1184. doi: 10.1016/j.neuroimage.2011.09.084

Raichle, M. E., MacLeod, A. M., Snyder, A. Z., Powers, W. J., Gusnard, D. A., & Shulman, G.
　　L.（2001）. A default mode of brain function. *Proceedings of the National Academy of
　　Sciences of the United States of America, 98*, 676-682.

Satoh, M., Kato, N., Tabei, K., Nakano, C., Abe, M., Fujita, R., Kida, H., Tomimoto, H., & Kondo,
　　K.（2016）. A case of musical anhedonia due to right putaminal hemorrhage: a
　　disconnection syndrome between the auditory cortex and insula. *Neurocase, 22*, 518-525.
　　doi: 10.1080/13554794/2016.1264609

菅田陽怜・平田雅之（2016）. 脳磁図（MEG）を利用した脳機能計測とその応用　理学
　　療法学, 43(6), 514-519.

高原太郎（1999）. MRI 自由自在　メジカルビュー社

高橋昭喜（編著）（2005）. 脳MRI 1. 正常解剖（第 2 版）　秀潤社

高杉　潤（2016）. 評価に難渋する脳損傷例の特徴と解決方法　脳科学とリハビリテー
　　ション, 16, 1-5.

田中忠蔵・樋口敏宏・村瀬智一・河合裕子・梅田雅宏・福永雅喜（2016）. 脳機能画像

（fMRI）の賦活領域の意味するもの　安静時脳機能画像と測定・処理系の話題
洛和会病院医学雑誌, *27*, 1-6.

Wang, L., Zang, Y., He, Y., Liang, M., Zhang, X., Tian, L., Wu, T., Jiang, T., & Li, K. （2006）. Changes in hippocampal connectivity in the early stages of Alzheimer's disease: evidence from resting state fMRI. *Neuroimage, 31*, 496-504.

山下典生 （2016）. MRI 構造画像を用いた Voxel-based morphometry　*Medical Imaging Technology, 34*(1), 3-7.

Yan, C., Liu, D., He, Y., Zou, Q., Zhu, C., Zuo, X., Long, X., & Zang, Y. （2009）. Spontaneous brain activity in the default mode network is sensitive to different resting-state conditions with limited cognitive load. *PLoS ONE, 4*, e5743.

Zarei, M., Beckmann, C. F., Binnewijzend, M. A. A., Schoonheim, M. M., Oghabian, M. A., Sanz-Arigita, E. J., Scheltens, P., Matthews, P. M., & Barkhof, F. （2013）. Functional segmentation of the hippocampus in the healthy human brain and in Alzheimer's disease. *Neuroimage, 66*, 28-35.

❊ 第 9 章

Abe, M., Tabei, K., Satoh, M., Fukuda, M., Daikuhara, H., Shiga, M., Kida, H., & Tomimoto, H. （2018）. Impairment of the missing fundamental phenomenon in individuals with Alzheimer's disease: A neuropsychological and voxel-based morphometric study. *Dementia and Geriatric Cognitive Disorders Extra, 8*, 23-32.

Albert, M. L., Sparks, R. M. & Helm, N. A. （1973）. Melodic intonation therapy for aphasia. *Archives of Neurology, 29*, 130-131.

Bamiou, D-E., Musiek, F. E., & Luxon, L. M. （2003）. The insula （Island of Reil） and its role in auditory processing. Literature review. *Brain Research Reviews, 42*, 143-154.

Krebs, C., Weinberg, J., & Akesson, E. （2012）. *Lippincott illustrated reviews: Neuroscience.* Baltimore: Lippincott Williams & Willkins.

Minoshima, S., Koeppe, R. A., Fessler, M. A., Mintun, M. A., Berger, K. L., Taylor, S. F., & Kuhl, D. E. （1993）. Integrated and automated data analysis method for neuronal activation studies using [O-15] water PET. In K. Uemura, N. A. Lassen, T. Jones, & I. Kanno （eds）. *Quantification of brain function, tracer kinetics and image analysis in brain PET* （pp. 409-417）. Amsterdam: Excerpta Medica （Elsevier）.

Satoh, M., Kato, N., Tabei, K., Nakano, C., Abe, M., Fukita, R., Kida, H., Tomimoto, H., & Kondo, K. （2016）. A case of musical anhedonia due to putaminal hemorrhage: a disconnection syndrome between the auditory cortex and insula. *Neurocase, 22*, 518-525.

Satoh, M., Takeda, K., Murakami, Y., Onouchi, K., Inoue, K., & Kuzuhara, S. （2005）. A case of amusia caused by the infarction of anterior portion of bilateral temporal lobes. *Cortex, 41*, 77-83.

Satoh, M., Takeda, K., Nagata, K., Hatazawa, J., & Kuzuhara, S. （2003）. The anterior portion of the bilateral temporal lobes participate in music perception: a PET study. *American Journal of Neuroradiology, 24*, 1843-1848.

文献

関　啓子・杉下守弘 (1983). メロディックイントネーション療法によって改善のみられた Broca 失語の一例　脳と神経, *35*, 1031-1037.

進藤美津子 (1989). 脳と音楽　聴能言語学研究, *6*, 1-11.

Tabei, K., Satoh, M., Nakano, C., Ito, A., Shimoji, Y., Kida, H., Sakuma, H., & Tomimoto, H. (2016). Improved neural processing efficiency in a chronic aphasia patient following melodic intonation therapy: A neuropsychological and functional MRI study. *Frontiers in Neurology, 7*, 148.

✿ 第 10 章

Tabei, K., Kida, H., Hosoya, T., Satoh, M., & Tomimoto, H. (2017). Prediction of cognitive decline from white matter hyperintensity and single-photon emission computed tomography in Alzheimer's disease. *Frontiers in Neurology, 8*, 408.

索 引

あとがき

　私がPETによる音楽認知の脳賦活化実験を秋田で始めたとき，PET生みの親の1人で当時秋田県立脳血管研究センターにおられた菅野巖先生から「脳賦活化実験に費やす労力を全体で10としたら，実際の実験の労力は3にすぎず，残りの7は得られた結果や準備段階での脳機能についての考察に費やされる」との言葉をいただいた。脳賦活化実験は写真を得ることが目的ではない，脳機能を明らかにすることが目的だ —— 菅野先生はそのことを私に伝えたかったのだと思う。とはいうものの，脳は難しい。次から次へとわからないことが出てくる。脳を研究することは，脳が脳をわかろうとする，言い換えると自分で自分をどこまで正しく理解できるのか，という命題に行き着く。しかし，どの領域でも最初の一歩に相当する入門書が存在する。それを読めば，一応のディスカッションには参加できる。本書が目指したのはそのような本である。

　共同編者の田部井賢一先生は，三重大学の認知症医療学講座で長らく私と研究してきた。画像解析の専門家で，書類上は私が上司になるが，彼に教えてもらい気づかされたことも多い。音楽認知や認知症について多くの業績がある。加藤奈津子先生は，脳神経内科専門医で神経心理学を専門とされている。黙々とひたむきに仕事に打ち込み，同僚・患者・家族から信頼される良き臨床家である。その姿勢には医師として人として，尊敬の念を抱いている。阿部真貴子さんは，三重大学認知症医療学講座の大学院生第1号で，当大学から医学博士を授与された。医学的知識と科学的思考法を身につけた日本で唯一と言ってよい音楽療法士である。

　本書は，全体の構成を佐藤が考え，田部井先生とともに細部を詰め，加藤先生と阿部さんに執筆を依頼した。計画が固まった時点で北大路書房の

薄木敏之さんに相談したところ，出版を快諾してくださった。途中の薄木さんの励ましと的確な指摘がなければ，本書は完成することはなかったであろう。この場を借りて感謝申し上げる。

　記載には正確を期したつもりであるが，私の薄学のために間違いがあるかもしれない。本書の記述の責任は編者，なかでも佐藤にある。読者からの忌憚のないご指摘を待ちたい。

　本書が，これから脳科学の研究を始める若い研究者の役に立てば，筆者としてこれに勝る喜びはない。

2020 年 3 月 17 日

三重大学の研究室にて　佐藤正之

```
≡  執筆者紹介  ≡
```

佐藤　正之	第 1 〜 4 章，6 章，8 〜 10 章，はじめに，あとがき
田部井　賢一	第 7 章〜 10 章
加藤　奈津子	第 5 章
阿部　真貴子	第 9 章

佐藤正之（編者）

医師（神経内科），医学博士。相愛大学音楽学部を卒業後，三重大学医学部へ進学。卒業後は神経内科，なかでも神経心理学を専攻し，音楽の脳内認知機構，音楽療法などについて内外の医学専門誌に研究成果を発表。平成 21 年 1 月東北大学大学院医学系研究科准教授，平成 22 年 4 月から三重大学大学院医学系研究科准教授。平成 24 年 6 月からは附属病院内に設置された音楽療法室の室長も兼務，令和 2 年 8 月からは東京都立産業技術大学院大学の認知症・神経心理学講座の特任教授に就任。「音楽はなぜ心に響くのか」（コロナ社），「音楽と感情の心理学」（誠信書房），「音楽療法はどれだけ有効か：科学的根拠を検討する」（化学同人）など単著・共著・共訳多数。

田部井賢一（編者）

博士（医学）。日本学術振興会特別研究員 DC1，三重大学大学院医学系研究科認知症医療学講座助教などを経て，現在東京都立産業技術大学院大学産業技術研究科助教。音楽の認知症予防・進行抑制作用の機序の解明と音楽療法プログラムの開発に関する研究に従事。共訳に『音楽的コミュニケーション』（誠信書房），『音楽と脳科学』（北大路書房），分担著書に『音楽心理学入門』（誠信書房）などがある。

加藤奈津子

三重県伊勢市出身。大阪大学文学部英文科を卒業後，三重大学医学部に入学。神経内科専門医。大学院では神経心理学を専攻し，認知症や失語を研究している。

阿部真貴子

東海大学教養学部を卒業後，三重大学大学院に入学，認知症に対する音楽療法を行うとともに，認知神経科学の研究に携わる。2018 年医学博士を授与。音楽療法士。

医療関係者のための脳機能研究入門

神経心理学と脳賦活化実験

2020 年 9 月 10 日　初版第 1 刷印刷
2020 年 9 月 20 日　初版第 1 刷発行

編　者　　佐　藤　正　之

　　　　　田 部 井　賢 一

発行所　　㈱北 大 路 書 房
〒 603-8303　京都市北区紫野十二坊町 12-8
　　　　　　　電話　(075) 431-0361 ㈹
　　　　　　　FAX　(075) 431-9393
　　　　　　　振替　01050-4-2083

印刷・製本／亜細亜印刷㈱

©2020　検印省略
定価はカバーに表示してあります。
落丁・乱丁本はお取り替えいたします。
ISBN978-4-7628-3121-8 Printed in Japan